高等职业教育药学类与食品药品类专业第四轮教材

U0297391

医药伦理学 第②版

（供药学类专业用）

主　编　郝军燕　周鸿艳

副主编　张　燕　徐　露　张　檠

编　者　（以姓氏笔画为序）

李洪华（重庆医药高等专科学校）　　　杨梁玮（常州卫生高等职业技术学校）

吴　彼（辽宁医药职业学院）　　　　　张　燕（漯河医学高等专科学校）

张　檠（哈尔滨医科大学大庆校区）　　陈　磊（江苏医药职业学院）

周鸿艳（厦门医学院）　　　　　　　　赵丽娜（沧州医学高等专科学校）

郝军燕（江苏医药职业学院）　　　　　徐　露（重庆医药高等专科学校）

蔡　瑜（浙江医药高等专科学校）

中国健康传媒集团

中国医药科技出版社

内 容 提 要

本教材为"高等职业教育药学类与食品药品类专业第四轮教材"之一，根据教学大纲的基本要求和课程特点编写而成。主要内容包括医药伦理学的基础理论、医药道德理论体系、药品生产领域伦理、药品经营伦理、药品使用中的伦理、医药科研伦理、药品监督工作中的伦理、生命控制与死亡伦理、医药伦理素质及其养成等十章。本教材编写突出思想性、科学性、创新性、启发性和先进性，具有专业针对性强、紧密结合岗位执业能力要求、理论联系实际等特点。本教材为书网融合教材，即纸质教材有机融合电子教材、教学配套资源（PPT、视频、图片等）、题库系统、数字化教学服务（在线教学、在线作业、在线考试）。

本教材主要供高职高专院校药学类专业师生使用，也可作为从事医药类相关工作的从业人员、管理工作者的自学、培训、进修教材。

图书在版编目（CIP）数据

医药伦理学／郝军燕，周鸿艳主编 . —2 版 . —北京：中国医药科技出版社，2021.8

高等职业教育药学类与食品药品类专业第四轮教材

ISBN 978 - 7 - 5214 - 2546 - 8

Ⅰ . ①医…　　Ⅱ . ①郝… ②周…　　Ⅲ . ①医学伦理学 - 高等职业教育 - 教材　　Ⅳ . ①R - 052

中国版本图书馆 CIP 数据核字（2021）第 146909 号

美术编辑　陈君杞

版式设计　友全图文

出版　**中国健康传媒集团** | 中国医药科技出版社

地址　北京市海淀区文慧园北路甲 22 号

邮编　100082

电话　发行：010 - 62227427　邮购：010 - 62236938

网址　www. cmstp. com

规格　889 × 1194mm $\frac{1}{16}$

印张　9 $\frac{1}{4}$

字数　248 千字

初版　2016 年 12 月第 1 版

版次　2021 年 8 月第 2 版

印次　2023 年 8 月第 2 次印刷

印刷　三河市万龙印装有限公司

经销　全国各地新华书店

书号　ISBN 978 - 7 - 5214 - 2546 - 8

定价　35.00 元

获取新书信息、投稿、
为图书纠错，请扫码
联系我们。

出版说明

"全国高职高专院校药学类与食品药品类专业'十三五'规划教材"于2017年初由中国医药科技出版社出版，是针对全国高等职业教育药学类、食品药品类专业教学需求和人才培养目标要求而编写的第三轮教材，自出版以来得到了广大教师和学生的好评。为了贯彻党的十九大精神，落实国务院《国家职业教育改革实施方案》，将"落实立德树人根本任务，发展素质教育"的战略部署要求贯穿教材编写全过程，中国医药科技出版社在院校调研的基础上，广泛征求各有关院校及专家的意见，于2020年9月正式启动第四轮教材的修订编写工作。在教育部、国家药品监督管理局的领导和指导下，在本套教材建设指导委员会专家的指导和顶层设计下，依据教育部《职业教育专业目录（2021年）》要求，中国医药科技出版社组织全国高职高专院校及相关单位和企业具有丰富教学与实践经验的专家、教师进行了精心编撰。

本套教材共计66种，全部配套"医药大学堂"在线学习平台，主要供高职高专院校药学类、药品与医疗器械类、食品类及相关专业（即药学、中药学、中药制药、中药材生产与加工、制药设备应用技术、药品生产技术、化学制药、药品质量与安全、药品经营与管理、生物制药专业等）师生教学使用，也可供医药卫生行业从业人员继续教育和培训使用。

本套教材定位清晰，特点鲜明，主要体现在如下几个方面。

1. 落实立德树人，体现课程思政

教材内容将价值塑造、知识传授和能力培养三者融为一体，在教材专业内容中渗透我国药学事业人才必备的职业素养要求，潜移默化，让学生能够在学习知识同时养成优秀的职业素养。进一步优化"实例分析/岗位情景模拟"内容，同时保持"学习引导""知识链接""目标检测"或"思考题"模块的先进性，体现课程思政。

2. 坚持职教精神，明确教材定位

坚持现代职教改革方向，体现高职教育特点，根据《高等职业学校专业教学标准》要求，以岗位需求为目标，以就业为导向，以能力培养为核心，培养满足岗位需求、教学需求和社会需求的高素质技能型人才，做到科学规划、有序衔接、准确定位。

3. 体现行业发展，更新教材内容

紧密结合《中国药典》（2020年版）和我国《药品管理法》（2019年修订）、《疫苗管理法》（2019年）、《药品生产监督管理办法》（2020年版）、《药品注册管理办法》（2020年版）以及现行相关法规与标准，根据行业发展要求调整结构、更新内容。构建教材内容紧密结合当前国家药品监督管理法规、标准要求，体现全国卫生类（药学）专业技术资格考试、国家执业药师职业资格考试的有关新精神、新动向和新要求，保证教育教学适应医药卫生事业发展要求。

4.体现工学结合，强化技能培养

专业核心课程吸纳具有丰富经验的医疗机构、药品监管部门、药品生产企业、经营企业人员参与编写，保证教材内容能体现行业的新技术、新方法，体现岗位用人的素质要求，与岗位紧密衔接。

5.建设立体教材，丰富教学资源

搭建与教材配套的"医药大学堂"（包括数字教材、教学课件、图片、视频、动画及习题库等），丰富多样化、立体化教学资源，并提升教学手段，促进师生互动，满足教学管理需要，为提高教育教学水平和质量提供支撑。

6.体现教材创新，鼓励活页教材

新型活页式、工作手册式教材全流程体现产教融合、校企合作，实现理论知识与企业岗位标准、技能要求的高度融合，为培养技术技能型人才提供支撑。本套教材部分建设为活页式、工作手册式教材。

编写出版本套高质量教材，得到了全国药品职业教育教学指导委员会和全国卫生职业教育教学指导委员会有关专家以及全国各相关院校领导与编者的大力支持，在此一并表示衷心感谢。出版发行本套教材，希望得到广大师生的欢迎，对促进我国高等职业教育药学类与食品药品类相关专业教学改革和人才培养作出积极贡献。希望广大师生在教学中积极使用本套教材并提出宝贵意见，以便修订完善，共同打造精品教材。

数字化教材编委会

主　编　郝军燕

副主编　张　橭

编　者　(以姓氏笔画为序)

李洪华（重庆医药高等专科学校）

杨梁玮（常州卫生高等职业技术学校）

吴　彼（辽宁医药职业学院）

张　燕（漯河医学高等专科学校）

张　橭（哈尔滨医科大学大庆校区）

陈　磊（江苏医药职业学院）

周鸿艳（厦门医学院）

赵丽娜（沧州医学高等专科学校）

郝军燕（江苏医药职业学院）

徐　露（重庆医药高等专科学校）

蔡　瑜（浙江医药高等专科学校）

为了贯彻党的十九大精神，落实国务院《国家职业教育改革实施方案》文件精神，将"落实立德树人根本任务，发展素质教育"的战略部署贯穿教材编写全过程，使教材更好服务于院校教学，《医药伦理学》在第一版的编写基础上，结合原版教材使用中发现的问题，进一步落实新精神、贯彻新方案，进行整体优化提升。对章节内容进行整合优化，突出专业针对性。对编写体例进行设计创新，突出实用性。同时落实立德树人，体现课程思政、课程育人功能。

本教材编写工作遵循以下原则：①坚持教改精神，明确教材定位；②落实立德树人，体现课程思政；③遵循教材规律，强化素质培养；④体现行业发展，更新教材内容；⑤建设立体教材，丰富教学资源。教材编写从三个层面确定具体内容：基本理论部分、医药实践应用伦理部分及基本生命伦理素质教育部分。全书共10章，第一章绪论、第二章医药伦理学的基础理论、第三章医药道德理论体系、第十章医药伦理素质及其养成，构成教材的基本理论部分；第四章药品生产领域伦理、第五章药品经营伦理、第六章药品使用中的伦理、第七章医药科研伦理、第八章药品监督工作中的伦理，构成本教材医药实践应用伦理部分；第九章生命控制与死亡伦理是培养医药专业学生基本生命伦理素质的生命伦理教育部分。

本教材适应新形势下对医药人才培养质量的要求，体现高职医药教育特点，编写力求遵循思想性、科学性、启发性、创新性、先进性，编写思路注重案例教学、任务教学、互动教学、实践教学等多种教学方式的采用，倡导学生通过交流与合作参与学习活动、完成学习任务。案例讨论、知识链接等项目突出启发性、创新性、思政性，既做到理论联系实际，又兼具探究性和讨论性。本教材编写了数字资源，包括可扫码获得的实例分析、习题解析，教学课件、视频、音频、题库等收录于与纸质教材配套的在线学习平台，用多样化、立体化的教学资源、教学手段，为教学质量和水平的提升提供支撑。

本教材的编写分工如下：第一章由张燕编写；第二章由郝军燕编写；第三章由赵丽娜编写；第四章由李洪华编写；第五章由陈磊编写；第六章由蔡瑜编写；第七章由徐露编写；第八章杨梁玮编写；第九章由张槊编写；第十章由吴彼编写；附录由周鸿艳编辑。数字化教材由张槊、郝军燕负责统稿审修工作。

感谢全体编委以认真负责的敬业精神完成编写任务！本教材的编写也得到了各编委所在单位的大力支持，在此一并表示衷心的感谢！由于编者水平所限，不当之处和疏漏之处在所难免，若蒙专家、同仁和读者不吝赐教，我们将十分感谢！

编者

2021 年 5 月

目录
CONTENTS

第一章 绪 论

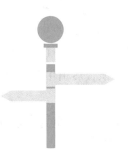

医药伦理学是研究医药道德的一门科学。学习道德起源、本质就能从逻辑上理解中外医药道德的起源、发展历程；了解中外医药道德起源和发展历程，就能从历史的角度看到医药伦理学研究对象，发现医药伦理学研究内容的逐步丰富过程；学习道德的分类，就能从逻辑上知道医药道德最首要的研究对象；学习伦理学研究对象、分类，就能从逻辑上知道医药伦理学的研究内容；学习道德的功能与作用，就能认识到学习医药伦理学的意义；学习道德的本质，就能从逻辑上理解学习医药伦理学的方法。

学习目标

1. **掌握** 道德的起源、本质、功能和作用；医药伦理学的研究对象和内容。
2. **熟悉** 伦理学的分类；学习医药伦理学的意义和方法。
3. **了解** 中外医药伦理发展史。

PPT

第一节 医学的人文本质——医药道德与医药伦理学

实例分析 1-1

实例 某县人民检察院指控，2014年9月至2017年3月，张某向县医院神经外科销售二乙酰胺乙酸乙二胺注射液、复方右旋糖酐、脂溶性维生素、转化糖电解质等价值710806.5元的药品。为让该科室医生多使用她销售的药品，张某按销售价比例，向该科室王某、袁某、黎某、胡某（另案处理）等9名医生支付回扣，共计184809.69元。

实例 媒体曾做过统计，2008年至2016年公布的近400件涉嫌违法广告产品中，"药品类"产品所占比例过半，远超"保健食品类"和"医疗器械类"。而这些广告套路相似，往往宣传自己的产品能"彻底根治""不复发"，而心脑血管疾病、颈椎病、腰椎间盘突出症、"三高"等是这些违法广告"热衷"的病种。

问题 1. 概括上述两个案例涉及医药的哪些领域？

2. 请思考出现这些问题的根本原因是什么，应该如何规范他们的行为？在本教材的哪一章能找到参考答案？

答案解析

一、道德与伦理学

（一）道德

1. 道德的含义　道德一词在中国古代文化中一般是作为两个词来使用的。我国的首部字书许慎的《说文解字》中说"道，所行道也"；"德，升也"。老子《道德经》中围绕"道"和"德"两个字反复论说，"道"是世界上万事万物得以产生和存在的本源，即"道生一，一生二，二生三，三生万物"；"德"是"道"在人和事物上的体现，即"孔德之容，惟道是从"。中国最早将"道德"在伦理学意义上作为一个概念提出的思想家是战国末期的荀子，他在《劝学》中提到"故学至乎礼而止矣，夫是之谓道德之极"，认为学到了"礼"，即达到了道德的最高境界，此处道德为人的品质、品行的意思。在西方文化中，道德（moral）一词来源于古拉丁语的"morals"，其意为风俗、习惯，后引申为道德原则、规范、品性等。

马克思主义道德理论认为道德是一种特殊的社会意识形式，是以善恶为评价方式，主要依靠社会舆论、传统习俗和内心信念来调节人与人、人与社会的关系的行为规范的总和。

2. 道德的起源　道德作为人类社会特有的一种社会现象，是人类发展到一定社会阶段的必然产物。它不是天赋的、神的启示，也不是动物的本能。劳动创造了人、社会和社会关系，也创造了道德。在生产生活的实践中，人类必然要发生各种各样的人际交往和社会关系。随着社会分工的不断发展，个人利益、他人利益、社会利益的界限逐步明晰，各种利益关系更为凸显，要求规范协调和制约利益冲突的意识更为强烈。由此促进人类道德的不断进步和发展。可以说正是各种社会关系的形成和发展产生了调节各种关系特别是利益关系的需要，道德恰恰是适应社会关系调节的需要而产生的。

3. 道德的本质　道德与政治、法律、艺术等一样，都是一种社会意识形式，属于上层建筑，由经济基础决定。道德由经济基础决定表现在：一是道德的性质和基本原则、规范反映了与之相应的经济关系的性质和内容。有什么样的经济关系，就有什么样的道德。二是道德随着社会经济关系的变化而变化。一般说来，新旧经济关系更替之后，新的道德必将取代旧道德而居于主导地位。在人类历史一切道德上的兴衰起伏、进退消长，从根本上说是源于社会经济关系的变革。这是道德的一般本质。三是道德作为一种社会意识，在阶级社会里总是反映着一定阶级的利益，因而不可避免地具有阶级性。同时，不同阶级之间的道德或多或少有一些共同之处，反映着道德的普遍性。当然，作为上层建筑，道德也就相对独立性。这种相对独立性既表现为道德的历史继承性，也表现为道德对社会发展具有能动的反作用。总之道德是反映经济关系的社会意识形态，这是它的一般本质。

道德的特殊本质在于它的评价标准和评价方式不同。道德的评价标准是善恶、好坏、对错等，这与其他的社会意识形式的评价标准不一样。例如政治评价以阶级利益为标准；法律评价以法律条文为标准，以合法和违法犯罪为界限。道德的评价方式是外在社会舆论、内在道德自律、风俗习惯，它是非强制性的。而政治评价往往采取组织鉴定或做出文字结论、形成决议等形式；法律往往以暴力机关为后盾，采取调查、审讯、定案、起诉宣判等程序。

4. 道德分类

（1）**按社会形态划分**　道德分为原始社会的道德、奴隶社会的道德、封建社会的道德、资本主义社会的道德、社会主义社会的道德。

（2）按照社会地位划分　道德分为占统治地位的道德和处于从属地位的道德。每一个社会都有与其经济基础相应的占统治地位的道德，同一社会形态中不同的阶级或人群，有不同的道德，在阶级社会中占统治地位的道德是统治阶级的道德，而同时存在着其他阶级的道德处于从属地位。

（3）按照道德发挥作用的领域划分　人类社会道德可分为社会公德、职业道德、家庭美德三类。①社会公德是全体公民在社会交往和公共生活中应该遵循的行为准则，涵盖了人与人、人与社会、人与自然之间的关系；②职业生活中的道德规范及职业道德，是指从事一定职业的人在职业生活中应当遵循的具有职业特征的，其道德要求和行为准则涵盖了从业人员与服务对象、职业与职工、职业与职业之间的关系，随着现代社会分工的发展和专业化程度的增强，市场竞争日趋激烈，整个社会对从业人员职业观念、职业态度、职业技能、职业纪律和职业作风的要求越来越高。职业生活中的道德规范，不仅对各行各业的从业者具有指引和约束作用，而且也是促进社会持续健康有序发展的必要条件；③家庭生活、家庭美德与社会生活有着密切的联系，正确对待和处理家庭问题，共同培养和发展夫妻爱情、长幼亲情、邻里友情，不仅关系到每个家庭的美满幸福，也有利于社会的安定和谐。

5. 道德的功能与作用

（1）道德的功能　指道德作为社会意识的特殊形式，对于社会发展具有的功能与效力。①道德具有认识功能，它是指道德反映社会关系，特别是反映社会经济关系的功效与能力。在日常生活中，人们正是借助道德认识自己对社会、他人、家庭的道德义务和责任，使人们的道德选择、道德行为建立在明辨善恶的道德认识基础上，从而正确选择自己的道德行为，积极塑造自身的善良道德品质；②道德具有规范功能，这是指在正确善恶观的指引下，规范社会成员在社会公共领域职业领域家庭领域的行为，并规范个人品德的养成，指导人们崇德向善；③道德具有调节功能，这是指道德通过评价等方式指导和纠正人们的行为和实践活动，协调社会关系和人际关系的能力。

（2）道德的社会作用　这是指道德通过其认识、规范、调节、教育等功能发挥和实现所产生的社会影响和实际效果。道德的主要作用表现在：①道德为经济基础的形成、巩固和发展提供重要精神动力；②道德对其他社会意识形态有重大的影响；③道德通过调整人们之间的关系，维护社会秩序和稳定；④道德是提高人的精神境界，促进人的自我完善，推动人全面发展的内在动力；⑤在阶级社会中，道德是调节阶级矛盾和对立阶级之间开展阶级斗争的重要工具。

（二）伦理学

1. 伦理学的含义　在我国古代，"伦"和"理"同样是作为两个词来使用的。许慎在说文解字中解释说，"伦，辈也。从人，仑声。一曰道也。"；"理，治玉也。从王，里声。"。

孟子把"父子有亲，君臣有义，夫妻有别，长幼有序，朋友有信"称为"五伦"，因此，"伦"就是指人与人之间的关系。"理"则指道理、或原则和规则。可见"伦理"指处理人与人之间关系应遵循的道理原则。

在西方，伦理学这一概念源自希腊文本意是"本质"、"人格"，也与"风俗"、"习惯"的意思相联系。古希腊哲学家亚里士多德最先赋予其伦理和德行的含义，所著《尼各马可伦理学》一书为西方最早的伦理学专著。因此，伦理学在西方也叫道德哲学，它是研究道德问题的哲学思考并形成的系统科学，即研究道德的起源、本质及其发展规律的科学；是一门关于人的品质、修养和行为规范的科学。

通常人们把道德和伦理作为同义词，但现在二者已经有了明显的区别。道德一般指道德现象和道德关系，而伦理比道德更深入一层，是对道德的概括，并上升为理论及道德现象的系统化和理论化。简言之，伦理学是以道德作为研究内容，是对人类道德生活进行系统思考和研究的一门科学。

2. 伦理学的研究对象 伦理学以道德现象为研究对象，不仅包括道德意识现象（如个人的道德情感等），而且包括道德活动现象（如道德行为等）以及道德规范现象等。伦理学将道德现象从人类的实际活动中抽分开来，探讨道德的本质、起源和发展、道德水平同物质生活水平之间的关系、道德的最高原则和道德评价的标准、道德规范体系、道德的教育和修养、人生的意义、人的价值、生活态度等问题。

其中最重要的是道德与经济利益、物质生活的关系，个人利益与整体利益的关系问题。对这些问题的不同回答，形成了不同的甚至相互对立的伦理学派别。马克思主义伦理学将道德作为社会历史现象加以研究，着重研究道德现象中的带有普遍性和根本性的问题，从中揭示道德的发展规律。马克思主义伦理学建立在历史唯物主义基础之上，强调阶级社会中道德的阶级性及道德实践在伦理学理论中的意义。

3. 伦理学的分类 依据研究重点不同，伦理学大致可以分为三类，分别是元伦理学、规范伦理学和描述伦理学。

（1）规范伦理学 通过探讨善与恶、应该不应该的界限与标准，研究道德的本质、起源及发展规律等，通过构建道德的基本原则、规范要求来约束和指导人们的道德行为和实践，以协调社会关系及完善人类自身。在伦理理论和道德实践的相互作用中形成了应用伦理学，但应用伦理学不是现成伦理学的简单推演，更多是结合具体研究领域的特点。如医药伦理学、生命伦理学、科技伦理学、经济伦理学、环境伦理学等。

（2）描述伦理学 主要对道德进行描述和再现，并对道德进行量化分析和研究，他不研究行为的善恶，也不制定行为的准则和规范，旨在从社会学心理学人类学和历史等其他学科的角度对道德现象进行说明和概括，描述伦理学在一定程度上弥补了伦理学过于抽象和乏味的缺陷，避免伦理学流于单纯的范畴分析和范畴罗列，增强了它的科学性和客观性，同时对道德进行的量化分析和研究，补充了规范伦理学仅对道德进行质的分析之不足。描述伦理学发展到现在已经形成包括道德社会学、道德心理学、道德人类学等学科。

（3）元伦理学 主要对道德概念和判断进行研究，它既不对道德现状做任何分析与描述，也不制定道德准则和规则，而是仅从语言学和逻辑学的角度解释，道德术语的含义，分析道德语言的逻辑，寻找道德判断的理由和根据。

总之，描述伦理学主要是对社会道德状况进行客观描述；规范伦理学则侧重于道德规范的论证和说明，总结、创新和建立伦理道德规范体系；元伦理学则是从分析道德语言的意义和逻辑功能入手，对道德进行研究。

二、医药道德与医药伦理学

（一）医药道德

医药道德是医药行业从业者的职业道德。随着时代的发展，医药从业人员除了在医疗卫生保健机构当中外，还广泛地存在于药品的生产、药品的经营领域、药品的监督和科研领域。因此医药道德除了表现为医疗机构中药品使用人员的职业道德，还表现为企业的社会责任，药品经营者的商业伦理，医药政策的制度伦理。药品生产企业的从业人员通过其职业行为生产出安全有效、急患者之所急的药品，实现其社会责任；药品经营企业为人民防病治病提供安全、有效、经济合理的药品和药学服务，也要依靠其从业人员（药师、医药代表等）遵循职业道德来实现。

（二）医药伦理学

医药伦理学是研究医药道德的一门科学。从分类上讲医药伦理学属于规范伦理学（应用伦理学），与伦理学是特殊与一般的关系，医药伦理学是一般伦理学原理在医药实践中的具体运用和特殊表现，是运用伦理学原理，研究医药实践领域中的道德现象道德关系的学说。

三、医药伦理学的研究对象和研究内容

（一）研究对象

医药伦理学以医药学领域中的道德现象和道德关系为研究对象。

1. 医药道德现象 医药道德现象是从事医药学领域职业工作的人们道德关系的具体体现。其表现形式包括医药道德意识现象、医药道德活动现象和医药道德规范现象。

医药道德意识现象是指在医药活动中职业从业人员所形成的指导行为的各种善恶价值的思想观点和理论体系，包括医药道德观念、医德情感、医德规范等，是医德关系的主观方面。

医药道德活动现象是指在医药道德意识现象的指引下进行的以善恶等道德评价标准衡量的医药从业人员具体的个体行为和群体活动的实际表现，如医药道德教育、医药道德修养和医药道德评价。是医德关系的客观方面。

医药道德规范现象是指在人们根据医德关系的本质和规律所制定的一系列行为规范和行为准则，如医德誓词、道德格言、道德规范等。

2. 医药道德关系 医药道德现象是医德关系的表现，故医药道德关系是医学伦理学研究的主要方面，医药道德关系是指在医药活动中所牵涉和参与的人与人之间的、人与社会和自然之间的关系。

（1）医药人员与患者的关系 在医药学实践中，医药人员与患者的关系是首要的关系。药品的生产、经营、监督、科研领域从业人员虽然不直接服务于患者，但终极服务对象依然是患者。

（2）医药从业人员相互间的关系 医药从业人员相互间的关系包括多个方面，如医药科研人员与生产人员的关系，药品生产与营销人员的关系，药品营销与药品使用人员的关系，医药人员与行政管理者的关系，药品监督人员与药品生产、经营人员的关系等。医药人员之间的相互尊重、团结协作，对于医药科学的发展和药品质量的保证、提高均有直接意义。医药伦理学把医药人员相互关系作为重要研究对象。

（3）医药人员与社会的关系 人是社会的人，人的社会活动都会产生人与人、人与社会群体或社会整体之间的关系，医药实践活动是在一定的社会关系下进行，所以必然会产生医药人员与社会之间直接或间接的联系，如计划生育药品的研制，优生优育措施的采取，医药有限资源的合理利用；药品生产、经营、科研人员在面临新冠肺炎这样的公共卫生事件时，都要求医药人员必须站在历史发展和时代高度认识自己肩头的责任，并从社会利益的角度，规范自己的行为。医药人员与社会关系是医药伦理学研究的对象之一。

（4）医药人员与医药科学发展的关系 随着生命科学的迅速崛起，医药科学发展面临许多道德难题，如安乐死药物的研究与使用、基因药物制备的伦理合理性，以及器官移植、人工生殖、人体试验等的伦理争议，都牵涉到医药道德关系。因此，医药人员与医药科学发展之间的关系，也是医药伦理学的

研究对象。

（5）医药人员与自然的关系 医药伦理学从人类的健康出发，探索人与自然的关系，从而确立了人类所必须具有的环境意识和环境道德，尤其是在药学实践中，药物的研制开发、生产要与天然植物、动物、海洋生物以及人类生态环境中的其他部分发生关系，人如何处理好与资源的这种关系，既获得所需又维护生态平衡，成为医药伦理学必不可少的研究对象。

（二）医药伦理学的研究内容

医药伦理学的研究内容主要包括，医药道德的基本理论，医药道德基本规范和医药道德基本实践三大部分。

1. 医药道德基本理论 包含医药道德思想的起源及其发展规律；医药道德的理论基础；医药道德的原则和范畴等。

2. 医药道德的基本规范 包括医药道德的基本规范；医药学不同领域（药品生产、经营、使用、监督，医药科研）具体道德要求等；生命控制和死亡伦理。

3. 医药道德的基本实践 包括药品生产、经营、使用学实践活动中的伦理；医药道德的教育；医药道德评价；医药道德修养。

医药伦理学是不断发展着的科学，随着人类认识和实践的提高，医药伦理学的研究内容将不断丰富发展。

第二节 医药道德的传承与借鉴——医药伦理学的发展史

PPT

医药伦理学是一门崭新学科，但是作为其内容的医药伦理思想有着悠久的历史。医药伦理思想伴随着人类医药实践活动而产生，并随着人类医药实践活动的发展而不断地进步和完善。全面地分析和考察中外医药伦理思想产生和发展的历史进程及特点，对于我们继承和弘扬中国传统医药伦理思想的精华，借鉴与吸收外国医药伦理思想的积极成果，促进医药事业的发展乃至全社会的精神文明建设都具有十分重要的意义。

一、中国医药伦理学的发展史

（一）中国古代医药伦理思想的起源及发展

在中国古代，医、药一家，因此，医药伦理思想融为一体，这种思想由最初的某些火花经过历代医药学家不断地丰富、发展，深化其内容，逐步建立起一套具有中国特色的医药伦理思想体系，其具体发展过程分为萌芽期、雏形期和发展期三个时期。

1. 萌芽时期 是从原始社会的晚期到奴隶社会的初期，包括五帝时期和夏朝。

原始社会中，人在饥不择食的情况下会尝试食用未知食物，在机缘巧合下，他们发现了某些植物可以治病。到原始社会末期，随着生产力的发展，他们一边从事农业、畜牧业和手工业的生产改善自己的生活条件，一边采集、制造药物，探索治病疗伤的方法。以防病治病为主要内容的医药实践活动开始出现。如汉代刘安的《淮南子·修务训》："神农……尝百草之滋味，水泉之甘苦，令民知所避就，当此之时，一日而遇七十毒。"；《纲鉴易知录》："民有疾，未知药石，炎帝始味草木之滋……尝一日而遇七十毒，神而化之，遂作文书上，以疗民疾，而医道自此始矣。"据《帝王世纪》记载："伏羲氏……乃尝百草而制九针，以拯夭亡焉。"炎帝、伏羲他们均是氏族公社的首领，同时他们又是医药的最早实践者，他们以自身试验而疗民疾、拯夭亡，他们的自我牺牲和勇于探索的精神，是远古时代医药道德思想的萌芽。

2. 雏形时期　是奴隶社会时期，包括夏朝、商朝、西周、东周和春秋时期。

随着社会生产力的进一步发展和奴隶制国家的形成，社会分工越来越明确，出现了专业技术工作者。如在商代，巫医被认为较多医药知识。在当时，他们除主持祭祀活动外，还操"不死之药"为民治病。在商代造酒业已相当发达，酒被广泛用于制药。酒剂和汤剂的应用在当时成为中药剂型的创举，极大地提高了药物的疗效。医药技术水平的提高为医药伦理观念的形成奠定了物质基础，促成了中华民族医药伦理思想初具雏形。在周朝，原始社会出现的生命神圣观、生命质量观的萌芽和保健意识在医药实践中得到了进一步的深化和发展。当时社会上出现了滋补药、美容药、宜子孙药和避孕药四类特殊药物，这反映出当时的人们不仅注重疾病的治疗，而且开始有目的地改善自身的健康状况和生育状况，人们对生命现象有了更深刻和更完善的认识。随着医药实践活动的加深，人们在周朝已经开始对医师的实践活动进行褒贬评价，反映在周代王室官制的《周礼·天官冢宰》记载："医师掌医之政令，聚毒药以供医事。凡邦之有疾病者……则使医分而治之，岁终，则稽其医事，以制其食，十全为上，十失一次之，十失二次之，十失三次之，十失四为下。"人们依此规定对医师业绩开展评价并依据评价结果确定俸禄，这既是对医药技术的评价，也是最古老的医药道德评价。

3. 形成和发展时期　是封建社会时期，包括从战国时期到清朝末年。

在漫长的中国封建社会，中国医药学理论形成和发展的主要哲学思想背景是儒家思想。儒家认为医药乃是"仁术"，从事医药实践之人必须是"仁爱之士"，必须以救人活命为己任，以对患者"无伤"为原则。在这一历史时期，中国历史上涌现出一大批著名的医药学家，他们在从事医药实践的进程中，写下了许多不朽的医药学著作，并阐发了医药道德思想，与此同时，中国的医药科学、医药道德和医药伦理思想在此时期形成并发展成为比较成熟的理论体系。

东汉的张仲景（公元150—219年）在其巨著《伤寒杂病论》原序中对医药道德做了精辟的论述，他指出医药的宗旨是："上以疗君亲之疾，下以救贫贱之厄，中以保身长全，以养其生。"他主张对患者要认真负责，一丝不苟，坚决反对行医中的"相对斯须，便处汤药"的草率作风。

唐代的科技和经济发展均达到鼎盛时期，这时的医药发展水平在世界上居于领先地位。世界上许多国家都向唐朝派来留学生学习中国的医药技术，朝庭和官府在当时为了医药事业的发展需要，保证人们的用药安全，颁布了我国历史上第一部药典——《新修本草》，同时还颁布了医药法规即医药管理的律令，以保证医药道德规范得以贯彻。在唐律中明确规定：为人配药"误不如本方者"要判刑；行医卖药不得欺诈患者；奴仆有享受医疗的权利，仆人生病而"主司不为请医药救疗者，笞四十；以故致死者，徒一年。"同时还规定对因犯也要给予医药治疗。唐代著名的医药学家孙思邈，一生扶危济困并为祖国的医药学发展做出了杰出的贡献。他在不朽之作《备急千金要方》中写有"大医习业"和"大医精诚"两篇文章，全面论述了医药人员思想品德、专业学习、对患者的态度、与同道的关系等一系列医药道德要求，系统提出了医药人员必须具备"精"即医术要精；"诚"即品德要好，在品德修养上要安神定志，对患者富有同情心并一视同仁。这两篇文章是标志中国传统医药伦理思想形成的重要文献。与此同时，他在医药实践中身体力行，成为中国古代著名的医药道德思想家之一。

即学即练

标志中国传统医药伦理思想形成的重要文献是（　　　）。

A.《大医习业》　　　　　　　B.《大医精诚》　　　　　　　C.《唐新修本草》
D.《医说》　　　　　　　　　E.《医家五戒十要》

答案解析

宋、元、明、清时期，中国的封建社会逐渐走向衰落，战争频发，疾病流行，在人们同伤病的斗争中，客观上推动着医药科技水平的进步，同时也在医药实践中丰富了医药伦理思想。在宋代，建起了中国历史上第一个官药局"太平惠民和剂局"，宗旨在于为民治病。当时的"和剂局"按官府颁发的药书《太平惠民和剂局方》配制药品，所售药品利润较低，质优价廉，每逢灾荒、瘟疫流行，官办药局还要施放赈药。由于政府加强了对药品制造、供应和使用方面的管理，限制了当时社会上不法药商的投机活动，对确保民众用药安全起到了积极作用。在宋、元、明、清时期，医药学家们对孙思邈提出的医药道德思想也进行了补充和发展，包括：宋代有张杲所著《医说》中的"医以救人为心"篇；《小儿卫生总微方论》中的"医工论"；明代名医龚廷贤（公元1552—1619年）在《万病回春》中首次对医患关系做了系统论述，总结出"医家十要"；明代名医陈实功（公元1555—1636年）在《外科正宗》中对我国古代医药道德做了系统总结，他概括的"医家五戒十要"被美国1978年出版的《生命伦理学百科全书》列为世界古典医药道德文献之一；清代名医喻昌（约公元1585—1664年）在《医门法律》一书中极大地丰富和完善了传统医药道德评价理论，确立了医药道德评价的客观标准；清代对医风的论述较多，张石顽在《张氏医通》中的"医门十戒"篇中强调端正对习俗风尚的态度，不要被坏的社会风气薰染，不同流合污，不乘人之危，索取非分之财等；夏鼎在《幼科铁镜》中的"十三不可学"篇中对医者的道德素质提出了要求。

在宋、元、明、清时期，还涌现出一大批受人爱戴，道德高尚的医药学家，如被誉为"金元四大家"的李杲、刘完素、张从正、朱震亨和明代的大医药学家李时珍等人，他们不慕名利、精求医术、作风正派、忘我献身的崇高境界成为后人学习的道德楷模。

（二）弘扬中国传统医药伦理思想

纵观中国古代医药伦理思想的发展过程不难看出，其内容博大精深。总结和概括这些具体内容，明确其品德修养的精髓，对于后人加强医药道德修养具有深远意义。中国传统医药伦理思想的内涵主要体现在以下几个方面。

1. 赤诚济世，仁爱救人　孙思邈认为："人命至重，有贵千金，一方济之，德逾于此。"祖国传统医药伦理思想认为医药是"仁术"，以救人活命为本，是一项神圣的事业。医药学家必须以救人疾苦为己任，以仁爱精神为准则。如孙思邈编著《千金要方》和《千金翼方》公布了自己的秘方，正是这种无私的境界和高尚行为丰富了中华民族的医药宝库，并让无数人获益。

2. 清廉正直，不贪财色　清廉正直，不贪财色是医药人员品德修养的重要内容，其具体要求是举止端庄，文明礼貌，不贪淫色，不图财利，唯此才能博得患者信任。正如孙思邈说："医人不得恃己所长，专心经略财物，但作救苦之心。"又如宋代张杲说："为医者须绝驰骛利名之心，专博施救援之志。"可见，清廉正直是对医药人员的基本要求。

3. 普同一等，一视同仁　中国古代医药学家吸收了墨家"兼爱"的伦理思想，形成了不分贵贱贫富，普同一等的优良传统。历代名医均把普同一等，一视同仁视为自己的行医准则。明代医家龚廷贤在行医过程中对普同一等，一视同仁的原则身体力行，并对同行中的某些权利之辈进行了严厉批评。他说："医道，古称仙道也，原为活人。今世之医，多不知此义，每于富者用心，贫者忽略，此固医者之恒情，殆非仁术也。以余论之，医乃生死所寄，责任匪轻，岂可因其贫富而我之厚薄哉？"历代医药学家特别强调对那些地位低下，经济困窘的普通群众，更要深刻同情，一视同仁，必要时还应给予援助，表现了崇高的道德境界。

4. 勤奋不倦，理明术精 古代医药学家把精通医理、药理作为实现"仁爱救人"的一个基本条件。《周易》指出：医生要"上知天文，下知地理，中知人事"，医药人员要在学术上达到博学、精通和专业。刻苦钻研，持之以恒，知难而进是许多著名医药学家成功的法宝。孙思邈所以成为医中之圣，其原因在于他实践了"博极医源，精勤不倦"的名言，他18岁立志学医，涉猎群书，深研医理，广采各家之长，白首之年，未尝释卷。晋代药学家葛洪自幼家贫，"饥寒困瘁，躬执耕穑"，自恨"农隙之暇无所读"，便背着书箱到处借书，但很难借到所需之书，于是便起早贪黑，砍柴变卖后换来纸笔抄书，正是由于他勤奋求学的精神，终于在药学领域取得了巨大成就，成为世界制药化学的先驱。

5. 精心炮制，谨慎用药 我国古代医药学家认为，药是治疗疾病的物质基础，关系到治疗的效果和患者的安危，因此他们十分强调制药和用药的道德，重视药品质量，保证用药安全。在我国最早的中成药制药厂——宋代的"太平惠民和剂局"为保证产品质量，建立了配方、监造、检验的责任制，成品药出局时还配有专人护送。

6. 谦和谨慎，尊师重道 中国古代医药学家特别倡导同道之间互敬互学，互相帮助的美德。陈实功在《医家五戒十要》中指出："凡乡井同道之士，不可生轻侮傲慢之心，切要谦和谨慎，年尊者恭敬之，有学者师事之，骄傲者谦让之，不及者荐拔之。"。明代医药学家李时珍为了编著《本草纲目》到处拜师访友，虚心向农民、药工、渔民、猎人等请教。金元四大家之一的朱震亨原来跟从许谦学习"理学"，在他30岁那年，由于妻子死亡，加之老母病重缠身，他毅然改变理想，弃儒学医。他废寝忘食，昼夜研习《太平惠民和剂局方》，在行医过程中发现"操古方以治今病，不尽相合"，于是，又游学各地，广投名师，时年已40岁。明代医药学家缪希雍说："凡作医师，宜先虚怀。人之才识，自非生知，必假问学，问学之益，广博难量。脱不虚怀，何由纳受？不耻无学，而耻下问，师心自圣，于道何益？"因此，清人周学霆在《三指禅》中赞叹："病有十医不能治去，而草医却有办法治疗，故大医见草医而惊讶，名医见草医而肃然起敬也"。

7. 治学严谨，开拓创新 医药科学是在人们的防病治病中产生和发展起来的，医药人员担负着维护人民健康和发展医药科学的双重任务。要完成这两个方面的任务就要求医药人员坚持实事求是的科学态度和治学严谨的科学作风，同时还要不拘古法，不迷信书本和权威、敢于冲破阻力，勇于开拓创新，为推动医药科学的发展做出杰出贡献。如明代医药大师李时珍在修订《本草纲目》过程中，对每种药材都认真进行核对。蕲蛇是一种名贵中药材，特产于湖北蕲州，有"适骨搜风，截惊定搐"，治疗风寒湿痹之功效。但蕲蛇行走如飞，牙利而毒，一旦被咬，须立即截肢，否则就会丧命，因此难于捕捉。李时珍为了弄清蕲蛇的形状、颜色、习性等特征，就亲自在当地捕蛇人的帮助下，冒着生命危险，几次登上龙峰山捕捉几条真蕲蛇，经过观察、采访、研究写下了《蕲蛇传》。同时他还经过长时间实地考察，纠正了古书中关于中药的许多错误记载，历经27年，写出传世之作《本草纲目》：清代著名医药学家王清任，在行医实践中发现"前人创著医书脏腑错误"导致"后人遵行立论，病情与脏腑不符"，便决心予以纠正。为弄清人体脏腑各部关系，他饲养家禽观察，还冒着讥讽去墓地刑场观察死尸，撰写了《医林改错》一书，书中详细绘制了人体的脏器关系，神经与大脑，并大胆发表自己的观点，这种不畏艰难，探索科学的胆略为后人树立了学习的榜样。

祖国悠久的医药学发展史造就了宝贵的道德传统，对于中国传统医药伦理思想的精华我们在今天应弘扬光大。但与此同时，由于时代的局限，传统医药伦理思想中也掺杂着封建伦理观念和迷信思想。对此，我们在弘扬丰厚的优秀历史文化遗产的同时，还要以马克思主义唯物史观为指导，抛弃糟粕，以使历史传统更好的指导现实。

（三）中国近现代医药伦理思想的发展史

中国近现代医药伦理思想的形成发展过程是伴随着反帝、反封、反官僚资本主义的革命斗争而形成和发展的，最初是以爱国主义和革命人道主义为特征的。旧中国的中医、中药倍受压抑和摧残。从北洋政府到国民党反动政府都认为祖国的医药不科学，主张废除祖国医药，实行全盘西化。在当时的情况下，为了捍卫祖国的医药学，广大医药人员同反动当局展开了针锋相对的斗争。

中国革命战争时期，在中国共产党的领导下，为了保证革命需要，军民共建了许多制药厂。本着"用科学的方法改进中药"的指导思想生产了大量药品，为革命战争的胜利做出了杰出贡献。

新中国成立以后，我国的医药事业得到了长足发展，医药的服务对象在扩大，范围越来越广泛，由医疗用药扩展到预防保健、计划生育，由单纯的医院药品供应扩展为医药教育、科研、生产、经营、使用、药检、药政等多个工作门类，不仅健全了药政管理机构，而且颁布了《中华人民其和国药典》和其他药品质量标准，制订了一系列科学、全面的药品管理法规，有效地保证了药品的安全性；不仅发展中、西药品生产，而且加强职业队伍建设和精神文明建设，通过制订医药道德守则、公约等规范行为；不仅提高了医药人员的道德水平，而且增强了道德责任感，使医药事业成为保障祖国现代化建设事业顺利进行的一个重要组成部分。

改革开放以后，党和政府更加重视医约职业道德建设，许多专家、学者在研究的基础上编写了大量的医药道德教育读本和专著，高等医药院校的大学生中专门开设医药职业道德教育课。尤其在今天，我国坚持把"依法治国"和"以德治国"结合起来，党的十八大又明确提出社会主义核心价值观，即"富强、民主、文明、和谐、自由、平等、公正、法治，爱国、敬业、诚信、友善。"更是为医药伦理学的发展带来春天。相信在马克思主义伦理学基本理论指导下，结合中国日益广泛深入的医药实践和国际潮流，医药伦理学在人们思想道德素质的形成过程中，在祖国医药学事业的发展中必将彰显出深远的意义。

二、国外医药伦理学的发展史

（一）国外古代医药伦理传统

1. 古希腊古罗马医德传统 古希腊神话中记载了医神阿斯克勒底俄斯的故事，他慈悲善良，同情芸芸众生，不畏艰险，考察动植物习性，拯救人类，成为古希腊远古时期人民崇拜的英雄。他右手持杖，杖口缠蛇，左手拿着一束治病救人的草药，这一形象一直流传至今，成为西方医学的标志。古希腊神话充分反映出人类在早期的医药活动中崇拜治病救人、无私奉献等高尚的医德思想。

公元前5世纪，古希腊出现了著名的医学家希波克拉底（公元前460—377年），他的文集是西方医学历史上重要的著作，在疾病诊断、治疗各方面希波克拉底均独树一帜，被称为"医学之父"。他在医药道德学上也是一位奠基者，著名的《希波克拉底誓言》成为全世界医德的重要规范。希波克拉底要求"尽余之能力与判断力所及，遵守为病家谋利益之信条，并检束一切堕落和害人行为"。由于古代对药性了解甚少，希波克拉底极力主张自然疗法，生病时尽可能不用药物，并要求"不得将危害药品给与他人，并不作该项之指导，虽有人请求亦必不与之"。

 知识链接

希波克拉底誓言

仰赖医神阿波罗·埃斯克雷波斯及天地诸神为证，鄙人敬谨直誓，愿以自身能力及判断力所及，遵守此约。凡授我艺者，敬之如父母，作为终身同业伴侣，彼有急需，我接济之。视彼儿女，犹我兄弟，如欲受业，当免费并无条件传授之。凡我所知，无论口授书传，俱传之吾与吾师之子及发誓遵守此约之生徒，此外不传与他人。

我愿尽余之能力与判断力所及，遵守为病家谋利益之信条，并检束一切堕落和害人行为。我不得将危害药品给与他人，并不作该项之指导，虽有人请求亦必不与之。尤不为妇人施堕胎手术。我愿以此纯洁与神圣之精神，终身执行我职务。凡患结石者，我不施手术，此则有待于专家为之。

无论至于何处，遇男或女，贵人及奴婢，我之唯一目的，为病家谋幸福，并检点吾身，不作各种害人及恶劣行为，尤不作诱奸之事。凡我所见所闻，无论有无业务关系，我认为应守秘密者，我愿保守秘密。尚使我严守上述誓言时，请求神祇让我生命与医术能得无上光荣，我苟违誓，天地鬼神实共殛之。

盖伦是古罗马著名医生，他的许多医学论点、药学处方被西方引用达一千年之久。盖伦对西方古代伦理思想也有一定贡献，他反对用各种动物或人的分泌物作为药物，提倡大量利用植物药配制各种药剂备用，直到现代，西方药店仍把用简单方法配制的药剂称之为"盖伦制剂"。他还强调医生对医药要有探索精神，要"整天思考它"。

2. 古代阿拉伯、古印度医药道德 考古发现，在古代阿拉伯文明鼎盛时期，阿拉伯人创办了世界上第一个专门的药店（配药所），药店中分工较细，有切根人、配药人。世界上第一位专职药物学家是底奥斯考里德（公元40—90年），他专门研究药物，著有《药物学》。著名医家迈蒙尼提斯（公元1135—1208年）著有《迈蒙尼提斯祷文》，成为西方医德的经典文献。祷文中写道："不要受贪欲、吝念、虚荣、名利侵扰……不要忘却为人类谋幸福之高崇目标；要视患者如受难之同胞；愿绝名利心，服务一念诚，尽力医患者，不分爱与憎，不问贫与富，凡诸疾患者，一视如同仁。"

在古印度，名医妙闻要求："医生要有一切必要的知识，要洁身自持，要为患者服务，甚至牺牲自己的生命，亦在所不惜。"名医阔罗迦要求："医生治病既不为己，亦不为任何利欲，纯为谋人幸福。"古印度医学影响较大，曾被译成阿拉伯文广泛传播。

3. 欧洲中世纪医药道德 欧洲中世纪受宗教影响极大，教会办了许多医院，但医药学发展极其缓慢，常采用心理暗示方法，通过神父触摸、为患者祈祷等方法治疗患者。

（二）国外近现代医药伦理发展

1. 欧洲近代医药伦理 15世纪文艺复兴至19世纪是西方近代实验医学的发展时期。这一时期的医学伦理把医患关系、医生应具备的美德作为主要的规范范围，并且通过各种相关协会制定执业规范。

15世纪，文艺复兴的发源地意大利的一些城市，制定了以道德为主要内容的药剂师规章，规定了药品的合理价格，配制复杂药剂的质量保证措施，并要求药剂师要进行宣誓，服从管理内容。此时，药房最流行的药物为乌糖浆，由 57 味药制成。意大利比萨与佛罗伦萨药剂师规章规定：乌糖浆必须在医师、药师权威出席下公开配制。乌糖浆的配制常在公众场所进行，以示不假。配制后须经执政官批准，方可在市面上出售。

17 世纪，伦敦药师处于皇家医学会的监督之下，医师有权检查药店，处罚不当的医疗行为。药师必须登记医生的处方，卖药必须有药品说明书。

18 世纪，德国柏林大学教授，著名医生胡佛兰德发表《胡佛兰德医德十二箴》，就行医目的、医生行为、医疗费用、与同行关系等内容提出了具体的道德规范，代表了十八世纪欧洲医德思想与医德规范。

到 19 世纪，1803 年英国医生托马斯．帕茨瓦尔出版《医学伦理学》一书。全书共分四章：第一章讲述医院与其他医疗慈善机构的职业行为；第二章讲私人医生和一般医疗机构的医疗行为；第三章是关于医生对药剂师的行为与态度；第四章为法律问题。他是第一个为现代医院提出道德准则的医学伦理学家。1847 年，美医学联合会制定了医学伦理规范，其涉及的主要问题是收费方式、广告、医生与他人的关系等。该规范由专业团体发布，违反者由团体对其进行制裁。

2. 国外现代医药伦理发展 20 世纪中叶以前，世界各国相继制定了医药人员道德规范。20 世纪下半叶，医药伦理学在体系架构与理论基础上得到了较大发展，其显著标志是各类国际性的会议决议与大会宣言得到世界各国医药界的认可，成为国际社会共同遵守的医药伦理规范。

第二次世界大战后，针对战争时期侵犯人权的问题，1946 年纽伦堡国际军事法庭颁布了《纽伦堡法典》，1964 年第 18 届世界卫生大会依据《纽伦堡法典》通过了《赫尔辛基宣言》，制定了《人体生物医学研究国际道德指南》，提出人体实验必须有利于社会，应该符合伦理道德和法律的基本原则。《赫尔辛基宣言》是医药科研中涉及人体实验的重要文献，此后随着医药技术的发展多次进行修改，1975 年修改时强调了人体实验一定要贯彻知情同意的原则。

1948 年，世界医学大会对希波克拉底誓言加以修改，定名为《日内瓦宣言》；次年获得世界医学会的采纳，该宣言成为国际医药学界公认的职业公德。1949 年第 3 届世界卫生大会伦敦会议通过《国际医学伦理准则》，进一步明确了医生的伦理守则、医生对患者的职责和医生对医生的职责三个方面的内容。标志着现代医学伦理学的诞生。

这些国际会议的内容涉及人道主义原则、战俘问题、人体试验、死亡确定、器官移植等一系列医药学伦理的基本问题。许多决议成为各国政府、卫生医药界人员共同遵循的道德法则，为医药科研领域道德、新药开发中的道德、生命伦理奠定了基础。

20 世纪 60 年代起，世界各国十分重视药品质量管理。符合道德的药品生产质量管理规范（GMP）在 1969 年得到推广使用，药品实验室研究管理规范（GLP）、药品临床试验管理规范（GCP）在世界医药产业发达国家率先得到认可。GCP 提出，药物临床试验必须符合科学和伦理两项标准，规定了保护受试者权益的原则，实验过程要公正、尊重人格，力求使受试者最大限度受益和尽可能避免伤害。

1988 年，WHO 拟定《药品促销的伦理准则》并推广发行，该准则于 1994 年 5 月获世界卫生会议采纳，要求 WHO 的所有成员国及其他相关团体特别关注。2012 年 9 月，APEC 经济体在墨西哥提出了生物和制药领域的商业道德准则，即《墨西哥城原则》，号召经济体各成员所有生物和医药行业的利益相关者拥护这一共同的道德标准。现今，药品营销中和促销中应当遵循的道德标准日趋规范。

第三节 走进人文医学的桥梁——学习医药伦理学的意义和方法

 实例分析 1-2

　　实例 网络的发展，为人们的生活带来极大的便利。网络购物、网络付款、网上外卖等。而处方和药品在今天同样也能通过第三方平台购买，根据国务院最新规定，网络药店必须要确保电子处方来源真实可靠才可销售处方药，但部分商家却未按要求执行。

　　实例 2012 年 9 家药厂 13 个批次药品，所用胶囊重金属铬含量超标。针对此事件，2012 年 4 月 21 日国家食品药品监督管理局要求"毒胶囊"企业所有胶囊药停用，药用胶囊的原辅料及产品实施审批检验。

　　问题 1. 如何才能建立规范的市场秩序？

　　　　　 2. 医药卫生行业的发展除了依照法律、法规，还有何监督改进良方？

答案解析

一、学习医药伦理学的意义

　　由本章第一节中道德的功能与作用，我们可以推断医药道德具有类似的功能与作用，并因此可以看到学习以医药道德现象和医药道德关系为研究对象的医药伦理学，对在医药实践领域从业人员及医药院校的广大师生，提高自身素质、促进医药行业健康发展、服务人民健康事业及和谐社会建设的意义，即对社会物质文明和精神文明建设具有重大意义。

（一）有利于提高医药人员的自身道德素质并促进自我完善

　　医药从业人员的素质当中必然包含职业道德素质。而医药伦理学，研究药品的生产、经营、流通、使用、监督、科研等，各个领域的个体和行业的道德准则和规范。因此学习医药伦理学有利于培养从业人员的道德素质，以及在从业过程中碰到伦理难题时做出正确的抉择。

　　另外，良好的道德素质能够净化从业者的心灵，增强职业责任感，促使其不断认真刻苦的学习、钻研业务技术，从而使自身更加完善。

（二）有利于医药及其相关行业的健康发展

　　医药实践领域中的从业人员学习医药伦理学，使其成为德才兼备的医药学人才，可以避免很多行业乱象。因此深入学习医药伦理学、开展道德教育，对于提高医药人员素质，纠正行业不正之风，促进行业健康发展具有正向作用。

（三）有利于社会的和谐稳定

　　健康是一项基本人权。健康不仅是个人的财富，也是家庭完整与幸福的支撑，从生产力的角度讲更是一个国家的财富。而医药各领域关系的着千百万人的生命健康及千家万户的悲欢离合。学习医药伦理学，以提高医药人员道德素质并促进医药各行业健康发展，就能保障千百万人的生命健康，守护千万个家庭的幸福，社会就更加和谐稳定。

（四）有利于社会精神文明建设

在建设社会物质文明的同时，努力建设社会的精神文明，这是全国人民在新的历史时期的共同任务。道德建设是社会主义精神文明建设的重要内容，医药道德是整个社会道德体系的一个重要方面。所以做好医药道德教育，就是为社会主义精神文明建设做贡献。

（五）有利于推动医药科学事业的发展

医药伦理学与医药科学的发展总是相互影响、相互制约、相互促进的。现代医药学研究，已经进展到分子层面和基因工程水平。在这些新的科学技术领域内，研究和创新的"双刃剑"效应十分突出，同时，也有许多课题的研究和成果对人类社会的传统价值体系提出了挑战，这些都需要医药伦理学为其导航。因此，自觉学习并运用医药伦理学的知识、方法，处理实践中碰到的复杂难题，有利于推动医药科学的健康发展。

二、学习医药伦理学的方法

正确的学习方法是取得成效的重要手段。学好医药伦理学，必须掌握科学的学习方法，必须坚持以辩证唯物主义和历史唯物主义的观点为指导。具体方法如下。

（1）辩证唯物史观的方法　医药道德属于社会意识范畴，社会存在决定社会意识是历史唯物主义的基本观点，是认识社会历史问题的基本方法，也是认识道德现象的基本方法，因此，学习医药伦理学必须坚持以辩证唯物史观为指导。而医药道德作为上层建筑必然受一定的经济关系和政治制度的制约，同时医药道德又是医药科学的直接产物，必然与当时的医药科学水平相适应。因此应当把医药道德观点和医药道德规范准则放在所处的历史时代去理解。对于传统医疗的继承也要与当代的社会要求相统一。特别是对当代医药道德理论、原则和规范的学习和理解，对应接不暇的道德问题，都要放在相应的历史条件下加以客观的考察，根据当时的经济、政治情况与特点和医药科学发展水平等历史状况，做到具体问题，具体的分析、研究。

（2）系统的方法　系统的方法是马克思主义哲学中联系的观点的体现。医药伦理学是一个科学的系统，它既有医药道德的基础理论、原则、规范和范畴；又有医药道德在不同领域的具体规范；还有医德实践活动，即道德的教育、修养和评价，这些知识既独立成章又相互联系，要系统来掌握，不能割裂开来。另外，医药伦理学与上层建筑当中的政治、法律、新闻传播、艺术等相互影响，而它们又是由社会经济基础所决定。所以学习医药伦理学要把它放在社会整体系统当中，不能只见树木，不见森林。

（3）理论联系实际的方法　理论联系实际是马克思主义"活的灵魂"，也是学习和研究医药伦理学的根本原则和方法。一方面，必须认真学习医药伦理学的基本理论及其相关学科的知识；同时，注意把握医药科学发展的动态，将医药科学、医药法律和医药道德知识有机统一起来，运用马克思主义联系的观点，对医药道德案例进行医药学的、伦理的、法律的、文化的、经济的综合考察和分析，并及时的将医药科学中遇到的道德新问题，运用掌握的医药道德理论与相关道德规范加以分析。这既是案例分析讨论方法的体现，又是系统学习方法的体现。

（4）比较的方法　比较的方法是指通过探求此事物和彼事物之间的相同点和异同点，进而发现事物本质的研究和学习方法。可以有横向比较和纵向比较，同类比较和异类比较等等。纵向比较是从时间上比较不同历史时期、不同阶段下医药道德观念的变迁，了解医药道德观念的渊源。横向比较则是从空间上比较不同地域、不同社会条件和文化背景下的医药道德观念的异同，分析其原因，以借鉴经验。同类比较是将同一类医药道德观念、行为进行比较，发现其相同的程度和性质，并揭示其不同之处。异类比较则是将两类截然不同的医药道德观念或行为进行比较发现差异，并揭示其相异的根源。学习和研究医药伦理学，善于运用比较法可使我们明辨医药道德上的是非、善恶，揭示医药道德的共性与个性，以便相互学习和借鉴。

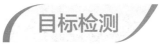

答案解析

最佳选择题

1. 道德的本质是（　　　）。

    A. 天赋予道德　　　　　　　　　　　　B. 神的启示

    C. 人生而有之　　　　　　　　　　　　D. 由经济关系决定的特殊的社会意识形式

    E. 以上的都不是

2. 下列属于医药道德关系的是（　　　）。

    A. 医药人员与患者、服务对象的关系　　B. 医药人员之间的关系

    C. 医药人员与社会的关系　　　　　　　D. 医药人员与自然的关系

    E. 以上都是

3. 道德的社会作用包含（　　　）。

    A. 为经济基础的形成、巩固和发展服务

    B. 道德通过调整人们之间的关系，维护社会秩序和稳定

    C. 道德使提高人生精神境界，促进人的自我完善，推动人全面发展的内在动力

    D. 道德对其他社会意识有重大影响

    E. 以上都是

4. 被西方人称为"西医之父"的古希腊名医是（　　　）。

    A. 盖伦　　　　　　　　B. 哈维　　　　　　　　C. 希波克拉底

    D. 胡弗兰德　　　　　　E. 以上都不是

5. 下列著作中，属于张仲景的著作是（　　　），在此著作自序中对医药道德作了精辟论述。

    A. 《伤寒杂病论》　　　B. 《外科正宗》　　　　C. 《备急千金要方》

    D. 《张氏医通医家十戒》　E. 以上都不是

6. 不属于孙思邈医药道德思想内容的是（　　　）。

    A. 人命至重，有贵千金　　　　　　　　B. 博极医源，精勤不倦

    C. 凡乡井同道之士，不可生轻侮傲慢之心　D. 普同一等，皆如至亲之想

    E. 医人不得恃己所长，专心经略财物，但作救苦之心

7. 学习医药伦理学的意义包含（　　　）。

    A. 有利于提高医药人员的自身道德素质并促进自我完善

    B. 有利于医药及其相关各行业的健康发展

    C. 有利于社会的和谐稳定

    D. 有利于社会精神文明建设

E. 以上皆是

8. 学习医药伦理学的方法有（　　　　）。

A. 辩证唯物史观的方法　　　B. 系统的方法　　　C. 理论联系实际的方法

D. 比较的方法　　　E. 以上都是

书网融合……

知识回顾　　　　微课　　　　习题

（张　燕）

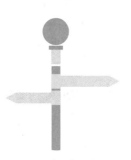

学习引导

医药伦理学的基础理论是指能为人们在医药伦理领域确立行为准则和价值标准的伦理学基本观点。医药伦理学以伦理学一般原理作为理论基础，在人道论、生命论、美德论、义务论和功利论等理论的指导下建立起来。

医药伦理学探讨和研究医药行为活动的是非、善恶，分析、研究和解决医疗实践中的道德问题，为人们的医疗实践活动提供价值准则和行为规范。

学习目标

1. 掌握　人道论、生命论、美德论、义务论和功利论的主要观点。

2. 熟悉　生命神圣论、生命质量论、生命价值论的意义与局限性；功利论、义务论的意义与局限性。

3. 了解　以道义论为基础的现代医药人本论的重要意义。

第一节　医乃仁术，敬畏生命——人道论与生命论

PPT

 实例分析

实例　清末时期湖南湘乡有位兼开中药铺的名老中医自题一副春联贴于药铺门口："只要世上人莫病，何愁架上药生尘。"江西吉水也有一位开中药铺的中医写过一副内容相似的对联："但愿世间人无病，何妨架上药生尘。"年代久远，其人其事已无从考证，但这两副对联所表达的精神则感人至深、流传持久。

问题　"但愿世间人无病，何妨架上药生尘"的典故体现了古代医家什么样的医药精神？新时代药学服务如何传承和发扬这种精神？

答案解析

一、人道论

（一）医药学人道论的含义

广义的人道主义指一切维护人的尊严、尊重人的权利、重视人的价值的以人为本的思想和精神。医药学人道主义指在医药服务活动中表现出来的同情和关心患者、尊重和维护患者的人格和权利、维护患者利益、珍惜患者的生命质量和价值的伦理思想。

（二）医药学人道论的主要内容

1. 尊重患者的生命　这是医药人道主义最基本的思想，人是天地万物间最有价值的生命个体，生命对任何人来说只有一次，生命是不可逆转的。因此生命是神圣的、最宝贵的。珍重生命，尽全力治病救人是医药工作者的天职。

2. 尊重患者的人格　患者的尊严，理应得到医药工作者的尊重和维护，使患者心理得到安慰。对待患者应真诚同情、关心、爱护，绝不能有任何的冷漠、歧视，特别是对待精神病患者、传染病患者和残疾患者更应如此。

3. 尊重患者的生命价值　尊重患者的生命价值，就是在尊重患者生命的前提下，能从生命的内在、外在价值联系地、全面地衡量其生命的价值和意义。对新生患者要重视生命质量，对丧失社会属性、带来巨大经济支出又自身遭受痛苦折磨且不可逆转的患者，要综合衡量并尊重其生命质量和价值。

4. 尊重患者平等的医疗权利　人人享有平等医疗权是医药人道论追求的理想。药事人员应该尊重患者平等享受药事服务的权利，对患者一视同仁。无论对方的政治、经济、文化、宗教、社会地位有什么差别，都应该平等对待。

（三）医药人道论的时代发展

1. 医药人本论概述　现代医药人本论是以人为本的理论在医药活动领域的必然体现，也是对传统医药人道主义论价值观的继承和发展。它是关于在医药学利益关系中以患者为本的医药伦理学理论。它研究和回答的是为什么应将患者的生命和健康放在首位，为什么要同情、关心患者并尊重其人格和权利等问题。

医药人本论注重人尤其是患者的生命健康利益在所有医药学价值追求中的最高地位，强调患者的生命健康利益在判断行为善恶中的本体地位。随着21世纪以后"以人为本"的理论在我国的确立及医药伦理学研究者的努力，医药人本论逐渐从传统的医药人道主义中独立出来，发展完善成为我国现代医药伦理学理论体系的基本理论之一。

2. 医药人本论的主要内容

（1）"以患者为本"是医药人本论的核心与本质。它强调患者生命权利的至高性，反对将患者的其他权益或其他人的权益置于该患者的生命权利之上；以患者的健康为本，人的良好健康状态是医药学服务的根本目的，一切为了医药学发展或其他利益而违背患者健康利益或给患者健康带来伤害的行为都是违背医药道德的。

（2）以医药服务人员为本。医药学是服务于人类生命健康的事业，是为了人的，"以医药服务人员为本"是医药人本论的重要内容，是现代医疗管理和药事服务的重要伦理考量。医药服务人员特别是一线服务人员是医药学服务的主体，医药机构的建设，无论是管理、服务都需要依靠医药服务人员，只有奉行以医药服务为本的管理理念，才有可能最大限度地解放医药服务人员的生产力，充分激发医药服务人员的创造力，使之在医药实践中体现自身价值。

二、生命论

医药学是为人的生命健康服务的，如何认识和对待人的生命成为医药伦理学的出发点。同时医药学为人的生命服务的性质决定了生命论作为医药伦理学基础理论的重要地位。生命论是关于对人的生命所持有的价值观念的理论，围绕医药实践中如何认识和对待生命，尤其是对患者生命的地位、价值、及采取何种相应的医药学措施等的理论思考，是随着社会进步与医药科学发展而发展的，主要包括生命神圣论、生命质量论和生命价值论三种理论观念。

（一）生命神圣论

1. 生命神圣论的含义　生命神圣论是强调人的生命神圣不可侵犯、具有至高无上的道德价值的一种伦理观念。这是一种古老的传统的生命观，主张在任何情况下都应尊重和维护人的生命，医疗可以不惜代价抢救和延长生命，反对以任何形式侵害和终止生命。

2. 生命神圣论的意义　生命神圣论促使人们珍重生命。正如生命神圣论所强调的，人的生命是宝贵的、神圣的，生的权利是人的基本权利。人的生命是人类社会存在和发展的前提。生命神圣论在一定时期无疑对人类生存和推动社会发展具有重要意义。它激励人们认识和掌握医学知识和方法，竭尽全力维护生命、不遗余力挽救生命，延缓死亡。

3. 生命神圣论的局限　生命神圣论片面强调生命的生物属性、数量和长度，缺乏对生命质量、生命价值多层面多维度的认识。它重视和强调医者救治生命的义务与责任，却忽视对患者人格尊严和自主选择权利的充分尊重与保障。生命神圣论主张不惜任何代价地挽救生命，是缺乏辩证性的，在重视个体生命意义的同时忽略了人类整体利益，不利于合理分配卫生资源和控制人口数量，在面对医学实践中诸如缺陷新生儿处置、终末期患者抢救与生命维持等问题时难以提供充足依据。于是生命质量论和生命价值论的理论认识应运而生。

（二）生命质量论

1. 生命质量论的含义　生命质量论是从生命的生物学角度，以人的自然素质（体能和智能）的高低、优劣为依据来决定干预生命的医疗措施的一种伦理观。生命质量论强调生命的价值在于生命存在的质量，认为人们不应单纯追求生命的数量，更应关注生命的质量。从医学角度讲，生命质量可以从体能和智能两个方面来加以判断和评价。据此，有学者将生命质量划分为三个层面：主要质量、根本质量和操作质量。主要质量指个体生命的智力发育和身体状态；根本质量。指生命的目的、意义及与他人在社会和道德上的相互作用；操作质量指以量化方法测定的人类个体的生命质量，如用智力测定法测得人的智力状况。

2. 生命质量论的意义　生命质量论的产生，标志着人类生命观发生了重大转变。由单纯生命神圣转向追求生命质量，无疑是人对自身生命认识的一次飞跃，体现了人类生命观在视野上更开阔、情感上更理智、思维上更辩证，由此也使使医学价值观更合理，为化解当代医学伦理难题铺垫了理论基础、提供了理论依据。

3. 生命质量论的局限性　生命质量论仅就人的自然素质谈生命的存在价值也有其局限性。因为事实上，人的生命质量与存在价值往往并不一致。有的人生命质量很高，但社会价值却很有限甚至有负面的社会作用。而有的人生命质量很低，但其生命存在的社会价值却超乎寻常。所以单凭生命质量决定对某一个体生命有无必要加以保护和保存就存在不合理和不科学的一面。

（三）生命价值论

1. 生命价值论的含义　生命价值论是根据生命对自身、他人和社会的意义大小为标准确认其质量以及神圣性，并依此决定医学干预措施的生命伦理观。它产生于 20 世纪 70 年代，是对生命质量论的进一步发展。生命价值论认为判断人的生命质量的高低和大小主要取决于两个方面的因素：一是生命本身的质量，二是生命对他人对社会和人类的意义。前者决定生命的内在价值，后者才是生命价值的目的和归宿。所以，衡量人的生命价值，要兼顾其内在价值和外在价值，要把内在价值和外在价值相结合，不仅重视生命的内在质量，更应重视生命的社会价值。

2. 生命价值论的意义　生命价值论完善了人类对于生命的伦理理论认识，为全面认识人的生命提供了科学的论据。它使生命神圣论、生命质量论和生命价值论有机地统一起来，从三者的辩证统一中看待生命，生命之所以神圣就在于生命是有质量的、有价值的，只有具有一定质量和价值的生命才是真正神圣的生命。这种生命观使医药道德从关注人的生理价值和医学价值，扩展为关注人的社会价值。这不仅为计划生育、优生优育提供了理论支持，也为处理临床工作的一系列难题，如不可逆转患者的抢救、严重缺陷新生儿的处置、节育技术的推广等提供了新的思路。

3. 生命价值论的局限性　首先，对于生命价值如何评价这本身就是一件极为困难和复杂的事情，对生命价值评价标准会有不同的观点和看法，由此产生不同的标准。并且，个体生命价值具有发展性、可变性，会随着时间、条件等各种因素的变化而变化，那么这种变化是难以准确预测和评估的。另外，在实际医药服务活动中，单纯以生命价值标准来决定和选择救治对象也容易引发对待生命是否存在漠视、歧视的问题与争议。

第二节　医药业的理想人格——美德论

PPT

一、美德论概述

（一）美德论的含义

美德论又称为德性论或品德论，是研究和探讨人应该具有什么样的品德或品格及如何成为具有这些美德的人的伦理学理论。美德论构成美德伦理学的理论体系，解决和回答什么是美好积极的道德情操、如何达到道德上的美好境界等问题，并对个人或群体所表现的固有的、美好的、稳定的道德品质予以概括和肯定性评价。

美德论在东、西方传统伦理学中都是古老而核心的基本理论。我国古代儒家伦理是美德论的典型代表。在西方，美德论自古希腊时代就有典型思想并广为流传，亚里士多德是美德论的典型代表人物。东西方美德论的相同之处是都强调个人美德及修养，对美德的具体内容也有相同的理解。差别在于西方美德论更注重社会公共生活中的美德（如公正）并且特别关注美德实现的社会机制。

（二）医药美德论的概念

医药美德论是美德论在医药学职业领域的具体体现，它以医者美德为中心，研究和探讨医药服务人员应该具有怎样的职业美德，以及如何养成等问题。

我国传统医学伦理中包含丰富的医药美德论思想，认为医药服务者应具有特定的美德，晋代杨泉

《物理论·论医》中说"夫医者，非仁爱之士不可托也，非聪明礼达不可信也，非廉洁纯良不可任也"，清代医学家陈修园认为"医为仁人之术，必具仁人之心"，这些观点均认为医药职业的特殊性决定了对医药服务者的特定美德要求。中国外科之父裘法祖先生说"德不近佛者不可以为医，才不近仙者不可以为医"，表明从医者应是德才俱佳的人。西方著名的《希波克拉底誓言》也是医药美德论的经典文献。

即学即练 2-1

答案解析

"夫医者，非仁爱之士不可托也，非聪明理达不可任也，非廉洁淳良不可信也"此语出自（　　　）。

A. 晋代杨泉　　　　　B. 唐代孙思邈　　　　　C. 宋代林逋

D. 明代陈实功　　　　E. 清代王清任

二、医药美德论的内容及评析

（一）医药美德论的主要内容

医药美德论讨论哪些道德品质是医药工作者的职业美德，是需要在医药行业中大力提倡的职业道德精神，是医药工作者追求职业精神境界所应具备的道德品格。医药美德的内容涉及范围非常广泛，在扬弃古今中外医药美德论内容的基础上，我们主要探讨仁慈、诚挚、严谨、公正、节操五个方面的内容。

1. 仁慈　即仁爱慈善的品德。具体说来就是医药工作者具有人道精神，对病人仁爱、慈善、同情、关心和尊重。仁慈是医学人本论和生命神圣论等医药伦理学基本理论的综合要求。它体现以人为本的医学人道主义思想要求。我国传统医药学思想秉持"医乃仁术"的医学精神，其中"仁"的含义丰富深刻，涵盖"仁慈"之意。仁慈是长期一贯遵守医药学道德要求所形成的医药道德品质。

2. 诚挚　即医药工作者应具有的坚持真理、忠诚医药学科学、诚心诚意对待患者的品德。表现为对专业技术实事求是，不夸大、不隐瞒；对患者诚实守信，不泄露患者隐私；对同行团结协作、以诚相待。

3. 严谨　即医药工作者对医药行为持严肃、谨慎态度并将其内化为一种品德修养。对待技术精益求精、严格、严肃、严密。服务中审慎细致，不容丝毫懈怠。

4. 公正　即医药工作者具有的公平合理地协调医药伦理关系的品德。公平、正直，待人处事正派，按照社会医药学道德要求，公正处理医药服务活动中的各种事件与关系。

5. 节操　即不以医药学术和技术以及医药工作者身份谋取不当之利，扬善抑恶、坚定遵循医药道德规范的品德。

（二）对医药美德论的伦理评析

1. 医药美德论的重要意义　医药美德论在医药伦理学中占有重要地位，是医药伦理学理论体系的重要组成部分，它揭示医药伦理素质养成规律，树立医药伦理人格养成目标，有利于医药工作者塑造完美职业人格。

2. 医药美德论的局限性　医药美德论具有明显的个体性、经验性和自律性，比较理想化，当遇到社会层面突出问题与医德问题产生冲突时，就会暴露出明显缺陷。因此医药美德论思想需要不断完善，在重视外在职业伦理生态作用的基础上逐步发展和提升自身理论内容。

PPT

第三节　绝对命令的道德准则——义务论

一、义务论概述

（一）义务论的含义

义务论又称道义论，主张医药工作者应当把遵循既定道德原则或规范作为一种道德责任来约束自身行为。义务论研究的是准则和规范，即根据哪些标准来判断行为的是非，以及行为者的道德责任。在医药领域，义务论把对患者负责视为绝对的义务和责任，强调医药工作者对服务对象的生命和健康的责任。义务论的具体表达形式是应该做什么、不应该做什么、如何做才是道德的。哲学家康德是义务论的典型代表。

（二）义务论的类型与特点

1. 义务论的类型　义务论可以分为行为义务论和规则义务论两种类型。

（1）行为义务论　行为义务论认为，人从直觉、良心和信念出发就能直接做出合乎道德的行为，不需要什么伦理规则，也不存在什么普遍适用的道德规则和理论，人在某一特殊情况下所做出的决定完全取决于当时的感觉和认识。显然，行为义务论不是以理性为基础，而以"直觉"为决定道德行为的依据，它视每一个行为均为独特的伦理事件，从人的直觉、良心和信念出发就可以做出合乎道德的行为。但人的良心、直觉、信念又是什么？如何保证良心、直觉、信念能做出应有的伦理判断呢？行为义务论本身难以解决这些问题。

（2）规则义务论　规则义务论则认为规则是道德的唯一基础，判断行为的对错要看它是否符合伦理原则或规则，遵循这些规则的行为就是道德的，而与行为的结果无关。道德判断是基于道德原则而做出的，道德原则具有普遍适用性。

2. 义务论的特点　无论行为义务论还是规则义务论都具有以下特点。首先，只考虑行为动机。义务论注重行为本身是否符合道德规则的要求，强调以行为的动机而不是以行为结果作为善恶评价的依据，认为只要动机是善的，不管结果如何，这个行为都是道德的，正是因为如此也有人把义务论称为动机论。其次，立足社会，不计个人得失。义务论立足于从全体社会成员的长远或根本利益出发，而非从个体利益出发提出道德准则，不太考虑思想或行为对个体会有怎样的后果，而强调以人的理性为基础，克制利益冲动，使行为遵循一定的道义之规，服从理性。

二、医药义务论的基本观点

医药义务论是主张医药工作者应以一定的医药道德规范作为自身的职业伦理要求并以其约束自身职业行为的理论观念。它认为医药工作者对他人对社会的义务是基于自身职业角色而产生的必然的责任。它以义务、责任作为核心概念，强调医药工作者的"应当"，即对患者的道德责任与义务。现代医药伦理学所讲的医药义务论的基本观点主要有两个方面。

（一）医药道德义务是客观内容与主观形式的统一

通常医药道德义务表现为特定的理论形态，在个体化过程中表现为医药工作者的自我修养和自我追求，在实现形式上具有主观性的特征。但医药道德义务的内容是客观的，现代医药伦理学所讲的医药道德义务是适应现代社会医疗保健服务需要、并为满足人民大众健康事业需求服务的职业伦理责任，是得到全社会全行业认可和提倡的职业道德规则，体现的是具有客观性和整体性的职业伦理要求。但医药道德义务要得到实现与践行，必须将其客观内容内化为医药工作者的主观意志、信仰，再外化于行，得到医药工作者的普遍遵守，才能成为体现医疗卫生保健事业的客观要求与医者自我职业追求相统一的真正有价值的医药道德活动。

（二）医药道德义务是与时俱进的历史范畴

医药道德义务范畴是随着时代发展和医学进步而不断发展变化的。随着社会医疗体系的日益现代化，医药人际关系日益发展为群体化和多元化倾向的重要的社会公共关系之一。传统社会的医药道德义务的个体性、一元性发展为当代医药道德义务的群体性、多元性，医药道德义务指向对象从患者个体范围扩大到群体、社会整体甚至人类后代。医药道德权利义务的形式和内涵都由过去的单向性、单纯性发展到现今的双向性、复合性，不再单纯强调医药工作者向患者负责，更重视双方权利义务相互协调，医药工作者义务的内涵从单纯的伦理内涵扩展到伦理、法规、经济、习俗等层面的综合规定。这些变化客观要求医药道德义务理论研究的深化和创新，不但要健全和发展医药道德规范体系，同时要研究医药道德义务冲突的化解与医药工作者面临冲突的行为选择等伦理难题。

三、医药义务论评析

医药工作者的义务与职责问题在医药学发展历程中始终是基本而首要的问题，近、现代医学发展中，医药人道主义是居于主导地位的医学观念，现代医药伦理学将医药工作者的责任与义务作为判定其行为准则和规范的依据。随着经济理性逐步向其他社会生活领域渗透，医药领域中义务论的观点开始受到功利论的严峻挑战。功利论和义务论的冲突凸显，但是义务论的理论观点和对人的终极关怀作用是始终不可取代的。

（一）医药义务论的重要意义

作为医药伦理学的基础理论，医药义务论对医药伦理学体系和医药道德规范体系的构建及医药道德实践均具重要意义。在过去相当长的历史时期内，医药义务论在医药道德建设上产生了积极的影响。它对于医药工作者理解与践行职业道德责任、提高思想境界与道德修养以及调节医药工作者与患者之间的关系起着积极的促进作用。由此培养了一代代具有优良医药道德的工作人员，也为促进、维护人类健康和医药科学的发展做出贡献。

（二）医药义务论的局限性

因义务论观点本身存即在着一定的理论困境，加之现今医学与社会的迅速发所带来的医药实践的复杂性，医药义务论难免显示其缺陷。

1. 强调行为动机而忽视了动机与效果的统一　医药义务论强调医药工作者行为动机的道德性，但由于医药实践的复杂性，动机与效果的对应并非必然一致，如为了延续患者生命长期使用生命维持技术来维持生命体征，不顾及患者生命质量的高低，不仅不会给患者带来幸福还会增加痛苦，同时也给家庭、社会增加负担，因此，如果不重视医疗行为本身的价值及其导致的结果，也就忽视了行为动机与结果的统一性而带来不良后果，虽然愿望和动机都是良好的，但并不能给患者带来真正的利益。另外，动机是人的主观活动，是不可见的，因此动机的不可见性往往导致难以对道德行为进行真实的评价。

2. 忽视了义务的双向性 医药义务论强调医药工作人员对患者尽义务的绝对性和无条件性，却没有明确患者的义务，忽视了义务的双向关系，这种单向义务的医药道德价值取向在市场经济时代面临着功利论的挑战。

3. 忽视对患者、他人、社会尽义务的统一 医药义务论强调医药工作者应以患者为本，维护其利益、对其负责，在一定程度上忽视了医药工作者对他人、社会的利益考量，因此往往遭遇难以解决的道德难题，如当服务对象需求与卫生资源分配发生矛盾，医学科研中医学发展需要与维护患者利益发生矛盾时，单纯依赖医药义务论难免捉襟见肘、无所适从。正因如此，医药义务论需要不断深化和发展，要研究和解决复杂状况和新问题，并与其他互补性强的医药伦理学基本理论相互补充、灵活运用。

第四节 行为的效果评价——功利论

一、功利论概述

（一）功利论的含义

功利论也称功利主义，是根据行为后果来判定某一行为是否合乎伦理的一种伦理学说，其核心内涵是以行为的功利效果作为道德判断的基础与标准，作为对人们的行为进行评价的依据，认为离开行为的效果就不可能有道德上的善恶，因此，又称效果论。功利论主张利益是道德的基础，人具有趋利避害的本性，追求最大多数人的幸福就是善，因而应以行为的效用作为道德评价的标准。功利论的主要代表人物是边沁和密尔。

（二）功利论的分类

1. 行为功利论 行为功利论将效用原则直接应用于特定的行为，并不依据规则，而是根据当下的情况决定行为，将该行为效果作为判定行为善恶的标准，认为只要它能带来好的效果便是道德的。

2. 规则功利论 规则功利论认为，判定行为善恶，要看其是否符合规则，而规则应带来正效用，或正效用大于负效用，此则为善，反之则为恶。其规则又有积极的规则和消极的规则之分。

（三）功利论的特点

1. 强调行为的结果而不重视行为的动机 正是因为这一点，功利论也被称为效果论。在功利论看来，一个行为不论出于什么动机，只要能带来好的结果，产生更大的快乐和幸福，便是善的、值得赞赏的了。

2. 以个体经验的苦乐感受为标准 功利主义者所讲的"功利"，是"快乐""幸福"和"利益"的代名词，就是说，功利就是利益，追求功利就是追求利益，功利主义者在行为前进行利益的权衡，通过计算利弊得失来决定是否采取某种行为。这里所说的利益也包括精神的、情感的、心灵的利益追求，并非单指物质利益的追逐与满足。

3. 以个人为基点－以社会为归宿 功利主义立足于个人，以个人的感受为起点，进而推衍到他人与社会，强调社会大众的利益与幸福。尤其是在边沁的功利思想中，"功利"不仅是个人的同时也是社会的，是个人对自身利益之外的社会理想的设定与追求。

二、功利论在医药实践中的应用

(一) 医药高新技术推动了功利论在医药领域的应用

自医药活动诞生以来，一直以道义论的观点为基本伦理观念，医药行为强调关注患者的利益。随着功利主义在社会生活中影响的不断扩大，追求功利的观念也逐渐渗透到医药领域，尤其是随着现代生物医学技术的迅速发展，许多新问题的出现致使传统的义务论受到了严峻的挑战。20 世纪是生物医学取得辉煌成就的时代，大量医药学研究的成果以惊人的速度转化为医药技术并广泛应用。随着生物制药技术、生命维持技术、器官移植技术、辅助生殖技术、基因治疗、影像学研究的深入与推进，为疾病的诊断与治疗提供了更多的可供选择的方法，在一定程度上延续了生命、提高了生命质量与价值。功利论的观念因其对后果的关注和较强的可操作性使之与科学理性有了更多的契合，生物医学模式和医药学高新技术快速发展有力推动了功利论在医药领域的应用。人们对医药新技术应用产生的诸如稀有卫生资源分配、安乐死、人工流产等问题的态度和具体做法背后的功利论所起的作用日益突出。

(二) 市场经济发展推动了功利论在医药领域的应用

医药学在不断满足公众需求的同时也逐步走向了市场化，市场规则在医药领域起着不容忽视的客观作用；功利论的经济理性则在主观方面对医药活动发挥着主导作用。20 世纪以来生物医药技术发展的速度和方向，各国对医疗卫生经费的分配方向，医药企业的研发，各国政府、企业在基因研究、干细胞研究问题上的态度、政策和行为等方面的表现，在客观上虽是为满足社会公众需求，但在主观上都没有脱离对现实客观利益的追求。

(三) 功利论的医药领域应用需要得到适度把控

在医药实践中，尽管功利论存在缺陷，也不断受到责难，但至今仍是进行医药伦理决策时普遍运用的基本理论之一。例如医药政策成本 - 效益分析、临床医药措施风险评估等都是功利论的具体应用。现时代，功利论在医疗药领域应用的最明显的价值优势是，在作出决策判断和行为选择时，以服务需求者和社会多数人利益为重，同时兼顾个人正当利益和医药机构利益，从而使有限的卫生资源按照符合社会整体利益的方向进行分配。但功利论的价值导向不仅易产生经济效益至上的偏向，而且易导致以多数人利益为名侵犯少数人利益的权益偏向。同时人们必须注意克服功利论的两个致命弱点：一是效果难以定量计算和难以预测；二是有可能导致社会不公正。人们在应用功利论时必须注意在社会宏观角度进行适度把控，使医药经济发展和道德之间得到适度平衡。

即学即练 2 - 2

义务论的典型代表人物是（　　　）。

A. 柏拉图　　　　　　　B. 亚里士多德　　　　　　C. 希波克拉底

答案解析　　D. 康德　　　　　　　　E. 边沁

三、对功利论的评析

(一) 功利论的积极意义

1. 功利论在一定程度上弥补了义务论的不足　功利论注重行为效果的价值导向使医疗行为避免了

只强调动机而忽视效果的道德评价方式所带来的一些现实问题。功利论认为人的动机是主观不可见的，主张以行为的客观结果作为道德判断的依据，具有较强的现实性和可操作性，弥补了义务论的不足与缺陷。

2. 功利论的效果评价在一定程度上提升了医疗质量　功利论以治愈疾病、维护健康的实际效果为医药道德评价标准，推动了医药学的快速发展和医药新技术、新方法的发明创新与广泛应用，提高了医药服务质量，有利于提升患者的生命质量和生命价值。

3. 功利论的"最大多数人的最大幸福"原则有利于卫生资源优化配置　功利论以"最大多数人的最大幸福"为伦理原则，注重结果的利益最大化，有利于优化配置卫生资源。在公共卫生问题日益得到重视的当代社会，优先考虑社会公众利益成为制定卫生政策的重要指导原则。功利论在现实中的具体应用产生出"公益论"，主张以社会公众的健康为原则，公正合理地解决医药活动中出现的各种利益和矛盾。

（二）功利论的局限性

1. 功利论强调效果导致负面效应　功利论强调医药活动的行为效果，使医药服务人员过度关注和依赖医药技术的研发和使用，而忽视了对患者人格的尊重、情感需要的满足，不重视从社会、心理、生物方面对患者、对医药活动价值的全面认识。此外，功利论不考虑动机的纯洁性和合理性，可能会导致一些人为了达到目的而不择手段，助长不正之风，影响医药道德建设。

2. 功利论的利益导向导致价值偏向　功利论效益最大化的导向极易导致整个医药领域越来越偏重追求经济效益而忽视社会效益的局面。一些医药机构以实现经济效益为主要目标，这不仅造成医药资源的浪费使用而且加重患者的经济负担。个别医药工作者在利益导向的功利思潮中将谋利作为首要目的，偏离了医药道德的本质。

3. 功利论的不确定性和易失公正性的弊端　功利论以个体经验的苦乐感受为标准判断善恶，但不同人会有不同的幸福与快乐标准，不存在绝对统一、有普遍性的标准，因而功利论的标准难以定量和计算。医药决策中以此为道德价值判断的标准，容易导致侵犯患者的自主选择和知情同意的权利。功利论的"最大多数人的最大幸福"原则在医药科研与人体实验中容易被滥用，成为那些以维护多数人的利益为名去侵犯少数人权益的行为的不当辩护理由。

人类在最基本的生命健康问题上必须妥善处理功利论和义务论的关系，继承和发扬各自的优势，合理调控各自的缺点和不足，使之能发挥积极的作用，帮助人们更好地处理人类的生命健康问题。

📱 **知识链接**

公益论与公正论是在医药卫生服务逐渐发展为社会化事业的背景下产生和成长起来的医药伦理学基本理论

公益论的主要内容：

（1）兼容观　主张社会利益、集体利益与个人利益相统一，三者兼容，不排斥和轻视任何一方

（2）兼顾观　任何医药服务都应兼顾到社会、集体、个人的利益。但三者发生冲突时，如果不是"非此即彼"形式的排斥性利益冲突，那么社会、集体无权做出否定个人正当利益的抉择。当冲突以利益排斥方式产生时，应当贯彻社会优先原则，个人无权损害社会、集体利益

（3）社会效益观　坚持经济效益与社会效益并重、社会效益优先的原则

（4）全局观　把医药伦理关系扩展到整个人类社会，既注重卫生资源的合理分配与有效运用，又

要保护和优化人类赖以生存的环境，不损害未来人类的生存发展。公益论主张只有符合人类的整体利益和长远的行为才是道德的。

公正论的主要内容：

（1）坚持按照道义论的基本精神，主张人人平等，肯定人人享有健康的基本权利。

（2）在具体资源和利益的分配上，按照需要来处理分配，相同需要应相同处理和对待，不同需要则不同处理，坚持合理差等享权的原则。

（3）福利性与商品性相结合的原则。公正分配资源不等于无偿分配，公民适当承担经济费用。

目标检测

答案解析

最佳选择题

（一）A1 型题

1. 以医药工作者应该做什么，不应该做什么以及如何做才是道德的为具体形式的医药伦理学理论被称为（　　）。

    A. 医药美德论　　　　　B. 医药义务论　　　　　C. 功利论

    D. 人道论　　　　　　　E. 医学人本论

2. 医药伦理学公正原则要求对病人（　　）。

    A. 充满耐心　　　　　　B. 细致周到　　　　　　C. 一视同仁

    D. 充满爱心　　　　　　E. 充满责任心

3. 为克服市场经济对医药服务产生的负面效应，要求医药工作者（　　）。

    A. 不仅关心病人的躯体，而且关心病人的心理

    B. 注意克服人—物—人的物化趋势

    C. 维护和尊重患者的知情同意权

    D. 正确处理同行关系

    E. 不能以医谋私

4. 当前的医药实践中，医药工作者的责任强调的是（　　）。

    A. 对患者负责和对集体负责的统一

    B. 对集体负责和对社会负责的统一

    C. 对本机构经济效益负责和对患者负责的统一

    D. 对患者负责和对社会负责的统一

    E. 对患者负责和对个人经济收入负责的统一

5. 市场经济对医药实践的作用决定了医药工作（　　）。

    A. 与市场机制相容　　　B. 应该市场化　　　　　C. 不能引入市场机制

    D. 必须有控制地引入市场机制　E. 以上都不是

6. 市场机制引入医药实践最易带来医药工作者拜金主义问题的原因是市场经济具有的（　　）。

    A. 竞争性　　　　　　　B. 逐利性　　　　　　　C. 自主性

    D. 平等性　　　　　　　E. 自发性

（二）A2 型题

7. 一位住在妇产科病房的病人，手术后腹胀，哭闹着要找科主任林巧雅来给她看一看。林巧雅来后，经仔细查看，发现患者只是心理上有些问题，于是说了一些安慰她的话，病人便安静下来了，还有说有笑。有同事见了不以为然地说，这也值得林大主任来管？林巧雅莞尔一笑，说："难道当主任的就非得看什么大病吗？""有些劳动是平凡的，好像毋须一顾，但是，它的精神是神圣的，一个人没有这种神圣的感觉，他就不会每件事都那么仔细、耐心地去作。"这充分体现了（   ）。

A. 传统医学观、不伤害原则、同情美德   B. 现代医学观、不伤害原则、同情美德

C. 现代医学观、公正原则、正直美德   D. 传统医学观、公正原则、正直美德

E. 以上都不是

8. 一位女牙医助理在一次车祸中受重伤，送到医院后被判定为脑死亡。后来的全面检查表明：该患者腹中 4 个月的胎儿完全正常。如果患者凭借现代医术使植物人状态长期维持下去，就可以保证胎儿发育成熟，直至出生；如果让患者体面地死去，就必须撤掉生命维持系统。这个难题，要求医学服务认真解决（   ）。

A. 医学中能不能做与伦理上应不应做的矛盾   B. 临床诊断技术的问题

C. 临床治疗技术的问题   D. 服务态度的问题

E. 医药卫生资源宏观分配的矛盾

9. 一年轻人在打羽毛球时自己的球拍把额头碰破，到某医院就医。接诊医生查看后，问明患者属公费医疗，于是开出了 CT 检查单。查后结果为阴性。此类现象产生的根源是（   ）。

A. 医生诊断水平不高   B. 医生对高新技术手段过度迷信

C. 市场经济对医学服务的负面影响   D. 生物医学模式对医生的负面影响

E. 医院管理不到位

书网融合……

知识回顾   习题

（郝军燕）

学习引导

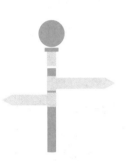

医药道德理论体系包括医药道德原则、医药道德规范和医药道德范畴。医药道德原则是社会一般道德原则在医药领域中的具体运用和体现，是医药道德规范体系的总纲与精髓。医药道德规范是医药人员在医药实践过程中所遵循的行为准则。医药道德基本范畴是医药人员在医药实践中行为的道德范围。主要包括权利、责任、情感、良心、信誉、审慎、保密。

学习目标

1. **掌握**　医药道德原则的含义，理解医药道德原则的具体内容。
2. **熟悉**　医药道德规范，主要调节三个方面的社会关系及其具体内容。
3. **了解**　医药道德基本范畴包括权利、责任、情感、良心、信誉、审慎和保密。

实例分析

实例　2006年6到7月克林霉素磷酸酯葡萄糖注射液（欣弗），在给病人输注过程中多次引发严重的输液反应，甚至造成几例病人死亡。经中国药品生物制品检定所（中检所）抽样检验，涉案"欣弗"的无菌检查和热原检查均不符合规定，是造成这起药品安全事故的根本原因。8月3日卫生部门通知全国紧急停用该药物。10月份，国家食品药品监督管理局公布了"欣弗事件"的处理结果：根据有关规定，对安徽华源药业有限公司生产的"欣弗"药品按劣药论处，没收该企业违法所得，并处2倍罚款；责成该企业停产整顿；撤销该企业的"欣弗"药品的批准文号。同时，对安徽华源生物药业有限公司主要责任人和直接责任人，分别给予撤销职务、记大过处分。

问题　1. 你如何看待医药企业（人员）在这起药品安全事故中的行为？

　　　　2. 按照医药道德规范要求，你认为医药企业人员应如何处理好与患者以及社会的关系？

答案解析

PPT

第一节 引领航向的总舵手——医药道德原则

一、医药道德指导原则

医药道德指导原则是在医药职业实践活动中调整医药人员与患者、与社会之间以及医药人员相互之间关系所应遵循的根本指导原则，是社会一般道德原则在医药领域中的具体运用和体现，是医药道德规范体系的总纲与精髓，在医药道德体系中居于首要的地位，起着主导作用。也是医药人员进行医药道德修养、培养锤炼优秀医药道德品质的行动指南，是社会衡量医药人员道德水平的最高标准。

（一）医药道德指导原则的内容

医药道德指导原则是在社会主义意识形态的影响下，批判性地继承了中外传统医药道德思想的基础上产生的，反映着我国社会主义初级阶段的经济关系及医药道德关系的根本，充分体现着社会主义医药事业的根本宗旨和职业特点以及当代医药科学技术发展对医药道德提出的新要求。纵观我国医药道德实践的历史发展，可将医药道德指导原则的内容概括为：保证药品质量，增进药品疗效，实行社会主义的医药学人道主义，全心全意为人民的健康长寿服务。

1. 保证药品质量，增进药品疗效是我国社会主义医药事业的根本任务，也是实现医药道德目标的途径和手段。保证人民用药安全有效，这是我国医学事业的根本任务，也是实现和达到医药学为人民的健康长寿服务的基本保证，这一概括深刻揭示了医药职业的特殊性，体现了医药职业与其他职业的显著区别，构成了医药职业道德基本原则的核心内容。它具有无条件性和相对稳定性，要求所有医药人员都必须遵循，也是评价和衡量医药人员个人行为和道德水平的最高标准。

2. 实行社会主义的医药学人道主义是医药道德继承性和时代性的有机统一。医药学人道主义是人道主义在医药学领域的渗透和体现，是人道主义与医药学的紧密结合。医药学人道主义思想贯穿于医药道德发展的始终，体现着尊重人的生命权，尊重人的生命价值，尊重患者的人权等方面。从这一原则出发，要求医药人员在医药职业实践中，爱护尊重患者。

3. 全心全意为人民的健康长寿服务是为人民服务思想在医药实践领域中的具体化，其既是为人民服务思想在医药实践领域中的具体要求，也是医药学道德的宗旨。

在医药道德指导原则的内容中，"保证药品质量，增进药品疗效"是医药道德实践的手段和前提条件，构成医药道德指导原则的基础；"实行社会主义的医药学人道主义"是医药道德的思想保证；而"全心全意为人民的健康长寿服务"是医药道德实践的根本目标，三者相辅相成，缺一不可，互为基础，相互促进，共同发展，构成了贯穿社会主义医药道德的核心观念。

（二）医药道德指导原则的作用

医药道德指导原则是医药道德规范体系的总纲和精髓，因此，它在医药道德规范体系中起着总的根本指导作用，具体表现在：

1. 医药道德指导原则在整个规范体系中起统帅作用，只有深刻理解指导原则，才能对医药道德的规范和范畴有深刻的理解和把握，从而才能领会医药伦理学的真谛。

2. 医药道德指导原则具有调整医药人员与社会、与患者及医药人员彼此关系的作用，坚持这一原则有利于社会主义的新型人际关系的建立。

3. 医药道德指导原则解决了医药为谁服务的方向问题，有利于在这个大方向的规定和指导下，提高医药人员的道德水准，促进社会主义医药事业的发展和进步。

4. 医药道德指导原则从实践中规定了医药实践行为道德与否的标准和界限，从而帮助医药人员明确了道德修养的正确方向和崇高目标，会极大地有助于纠正医药行业的腐败现象和不正之风，促进社会风气的根本好转。

医药道德指导原则要在实践中发挥其作用必须通过反映体现其内容、精神的一般原则得以实现，而这些原则进一步丰富和发展了人们对医药道德的基本原则的理解。

二、医药道德具体原则

（一）尊重原则

尊重是人的一项基本需要。尊重人就要尊重人的理性、情感、尊严、价值、信仰等。人与人之间是平等的，应该相互尊重，社会中的每一个人无论贫富贵贱都应该得到他人的尊重。

作为医药伦理学的尊重原则有广义与狭义的理解。狭义的尊重原则是指医药人员尊重患者及其家属独立而平等的人格和尊严，不能做有损患者人格的事。广义的尊重原则，除尊重患者的人格外，还应尊重患者的权利和健康相关权益。

当今医药实践中要积极遵循并认真贯彻的尊重原则，是从广义方面理解的，医药学是人道主义事业，其服务对象是有生命、有思维、有情感的独立社会个体，医药学研究在一定阶段上也要把人作为研究对象，担负着救死扶伤、防病治病、保护与促进人民群众身心健康的神圣职责与使命。尊重原则是医药人员行为的基本原则，医药学产生、发展的实践也充分证实：尊重原则是医药实践中医药人员一直认真遵守与执行的原则，其不仅是建立与维持和谐医患关系，同时也是保障患者健康利益的必要条件和可靠基础。

尊重原则实现的关键是医药人员对患方的尊重，但医患交往的双向性也决定了尊重原则的贯彻实施需要患者及其家属对医药人员也给予相应的尊重。在医药实践中，要很好地贯彻尊重原则，医药人员就必须正确认识与处理医方做主与患者自主之间的关系。要切实尊重患者的自主性及知情同意权。如果医药人员面对的是一个有着完全的自主行为能力与选择能力的患者，医药人员在为其提供医疗照护活动之前，就应当认真地先向患者说明自己将要为患者采取的医疗照护活动的目的、好处以及可能达到的结果与潜在的风险，征求患者本人或直系亲属的意见，由他们做最终决策。

（二）不伤害原则

早在古希腊时期，"西医之父"希波克拉底在著名的《希波克拉底誓言》中就提出了不伤害的思想。"我愿尽余之能力和判断力所及，遵守为病家谋福利的信条，并检束一切堕落及害人行为。我不得将危害药品给与他人，并不作该项之指导，虽有人请求亦必不与之。"

医药伦理学的不伤害原则，指的是医药人员在临床诊治、护理、康复等整个医药实践中，无论是其动机，还是其效果，均应避免对病人造成不应有的伤害。需要说明的是，不伤害原则不是一个绝对原则。不伤害不是一点都不能对患者造成伤害，而是要把预知的伤害尽量避免，或者降低到最低程度上，以及要绝对地避免故意伤害。这是因为医药实践证明，即使是被实践检验过的行之有效的医药手段与方法，也难免会给患者带来一定的痛苦与伤害。如肿瘤患者的化疗，患者必须接受的某些带有一定疼痛与不适的侵入性检查等，但它们的目的是为了预防更大的伤害，所以这种行为在伦理上是可以接受的。从医学的观点而言，凡是医疗上必须的，或是属于适应症范围的，是符合不伤害原则的。相反，如果医疗上对患者疾病的诊治是无益的、不必要的或是禁忌的，若勉强去做，这就违背了不伤害原则。因此，不伤害原则要求医药人员对患者提供服务前应运用专业的知识技能和智慧，对患者疾病做出正确诊断，给患者提供安全、适当、有效的医药服务。

（三）公正原则

公正即公平正直、没有偏私的意思。公正作为伦理学的一个重要原则，有多种分类方法。公正就其性质可分为形式公正与内容公正两个基本方面。形式公正是指对同样人的给予同样的对待，对不同的人给予不同的对待。内容公正是指应当根据一个人实际的地位、能力、贡献、需要等分配相应的负担和收益。

当代医药实践中倡导的公正应当是这两个方面的有机统一，即在医药实践中，具有同样医疗需要以及同等社会贡献和条件的患者，则应得到同样的医疗待遇，不同的患者则分别享受有差别的医疗待遇；在基本医疗保健需求上要做到绝对公正，保障人人享有，在特殊医疗保健需要方面，要做到相对公正，保障有同样条件的患者给予同样的待遇。

医药道德的公正原则不仅体现在医药卫生资源的分配公正，而且还体现在人际交往的公正。医药人员应当以公平合理的处事态度平等地对待每一位患者及家属，给予同等的尊重和关心。

（四）有利原则

有利原则也称行善原则，是指医药人员在医药实践活动中把对病人健康有利放在第一位并为病人谋利益的伦理原则。有利既包括医药人员的主观动机也包括客观结果，既有利于病人身体心理的健康利益也应包括有利于病人的经济利益等其他利益。

有利原则在实践中表现为两方面要求。一是低层次的有利是指医药人员自觉维护病人的利益，努力做到自己的每一个行为对病人确有益处，不对病人施加伤害，也就是不伤害病人原则；二是高层次的有利，要求医药人员在医疗实践中积极为病人谋取利益，追求最优化决策原则。医务人员要树立全面的利益观，每一项医疗措施的选择都能经过深思熟虑，考虑病人的各方面利益需求，对利害得失全面权衡，争取以最小的投入获得最大效果，努力做到疗效最好、伤害最小、痛苦最轻、费用最少，为病人提供最优化的服务，使病人多受益。

有利原则是人类优秀道德思想的传承。助人、利他思想是我国医德思想的精髓，在《希波克拉底誓言》中也阐述了"为病家谋利益"的行医信条。在医药实践活动中，有利原则也不是绝对的，会遇到有利原则与不伤害原则、与公正原则的冲突，需要医药人员权衡利害，坚持公益原则，把对病人有利与对社会有利相统一。当利害共存时，给病人带来最大的益处和最小的危害。

即学即练 3-1

医药道德的具体原则包括（　　）。

A. 尊重原则　　　　　　B. 无伤原则　　　　　　C. 公正原则

D. 有利原则　　　　　　E. 公益原则

答案解析

PPT

第二节 中正明德，自律行医——医药道德规范

一、医疗机构从业人员基本行为规范 e 微课

（一）医疗机构从业人员基本行为规范的依据

2012 年，为了加强医疗机构从业人员的道德素质，提高医疗服务质量，我国卫生部、国家食品药品监督管理局和国家中医药管理局组织制定了《医疗机构从业人员行为规范》。规范适用于各级各类医疗机构内包括药学技术人员的所有从业人员。其中第四条至第十一条的从业规范为适用于医疗机构从业人员的基本行为规范。

（二）医疗机构从业人员基本行为规范的内容

1. 以人为本，践行宗旨 要求医疗机构从业人员以患者为中心，践行救死扶伤、防病治病的宗旨，发扬大医精诚理念和人道主义精神，全心全意为人民健康服务。

2. 遵纪守法，依法执业 要求医疗机构从业人员自觉遵守国家法律法规，遵守医疗卫生行业规章和纪律，严格执行所在医疗机构各项制度规定，依法执业。

3. 尊重患者，关爱生命 要求医疗机构从业人员尊重患者的知情同意权和隐私权，为患者保守医疗秘密和健康隐私，维护患者合法权益；尊重患者被救治的权利，不因种族、宗教、地域、贫富、地位、残疾、疾病等歧视患者；关心、关爱生命，尊重患者的生存权。

4. 优质服务，医患和谐 要求医疗机构从业人员在医疗服务中言语文明，举止端庄，认真践行医疗服务承诺，加强与患者的交流与沟通，积极带头控烟，自觉维护行业形象，共建和谐医患关系。

5. 廉洁自律，恪守医德 要求医疗机构从业人员弘扬高尚医德，严格自律，不索取和非法收受患者财物，不利用职业之便谋取不正当利益；不收受任何形式的回扣、提成，不参加支付费用的营业性娱乐活动；不骗取、套取基本医疗保障资金或为他人骗取、套取提供便利；不违规参与医疗广告宣传和药品医疗器械促销，不倒卖号源。

6. 严谨求实，精益求精 要求医疗机构从业人员热爱学习，钻研业务，努力提高专业素养，不断更新知识，提高技能。在科研领域中要诚实守信，抵制学术不端行为，守住科研底线。

7. 爱岗敬业，团结协作 要求医疗机构从业人员忠诚职业，尽职尽责，正确处理同行同事间关系，互相尊重，互相配合，和谐共事。

8. 乐于奉献，热心公益 要求医疗机构从业人员积极参加上级安排的医疗任务和社会公益性的扶贫、义诊、助残、支农、援外等活动，主动开展公众健康教育。

二、医药人员对患者的道德规范

医药道德规范作为一种职业道德规范，主要调节三个方面的社会关系：医药人员与患者的关系，医药同仁之间的关系，医药人员与社会的关系。医药人员与患者关系的道德规范，可以概括为以下三个方面：

（一）仁爱救人，文明服务

医药人员对患者一定要有仁爱之心，同情、体贴患者疾苦，对患者极端负责，无论在药品的研制还

是生产实践中，都应该始终把人民的利益放在至高无上的地位，尊重患者的人格，一视同仁，满腔热情地为患者服务。

仁爱救人还应一视同仁，对所有患者，不论是在医院的药房还是在药店经营部，不论男女老少、生人熟人，不论职位高低、长相俊丑，也不论对自己是否有利，医药人员都应该一视同仁，平等地对待。

（二）严谨治学，理明术精

医药科学是生命科学，医药道德和医术是决定医药质量好坏的关键和重要因素，医药技术是基础，医药道德是保证。因此在医药实践中要求医药人员既要有高尚的医药道德、严谨治学的学风，同时又要有精湛的技术，缺一不可。

（三）济世为怀，清廉正直

医药人员在职业实践中应牢记医药学事业为民众健康服务的崇高目标和服务宗旨，决不能把职业作为自己谋利的手段，要廉洁奉公，作风正派。只有这样，才能将保证药品质量，维护人民的利益。如《胡弗兰德医德十二箴》中提到："医之处世，唯以救人，非为利己，乃业之本旨也。不思安逸，不图名利，唯希舍己以救人，保全人之生命，医疗人之疾病，宽解人之疾苦，其外非所务矣。"。

三、医药人员对社会关系的道德规范

（一）坚持公益原则，维护人类健康

医药人员在医药实践中运用自己掌握的知识和技能为患者工作的同时，还肩负着维护社会公共利益的责任。医药人员在职业实践中应做到对患者负责和对社会负责的高度统一。应坚持个人利益服从社会、全局利益的原则，实现医药学维护人类健康的崇高使命。

（二）宣传医药知识，承担保健职责

医药科学的进步和医药学功能的日益社会化趋势对人们追求健康的良好愿望起到了推动作用。在今天医药的应用不仅在于治疗疾病，更强调疾病的预防。为确保药品正确使用，要求医药人员必须自觉履行向患者及群众。宣传医药知识的职责。

第三节 厚德载医——医药道德范畴

医药道德范畴是医药伦理学的重要组成部分，是反映医药人员在道德关系和行为协调方面的一些最基本的概念。医药道德范畴受到道德基本原则和基本规范的制约，同时又是道德基本原则和基本规范的必要补充。

一、医药道德范畴概述

伦理学中的"范畴"一词是从哲学中移植而来的。哲学中的范畴是指在实践基础上人的思维对客观世界的本质和联系的一般概括，医药道德范畴则是对医药道德实践普遍本质的概括和反映，反映医药实践中医药道德现象的最基本概念。医药道德范畴是一般道德范畴在医药职业实践中的应用，它告诉医药从业人员某种行为在何种范围内是道德的或是不道德的，促使医药人员在医药实践中自觉履行道德责任。

二、医药道德范畴内容

(一) 权利

权利是公民依法享有的权力与利益。在医药学领域，权利是指医药道德生活主体所拥有的正当权利和利益。根据权力主体的不同可以分为两个基本方面，即医药人员的权利和患者的权利。

医药人员的权利是指从事医药学服务的人员在医药实践中能够行使的权力和应当享有的利益，既包括道德上的权利，也包括法律规定的权利。这两个方面的权利是一致的，法律上的权利是道德权利的底线。

根据我国《执业药师资格制度》及其他相关法律法规，执业药师在医药实践中享有下列权利：执业药师有权依法开办或领办药品生产、经营企业；在药品生产、经营企业中，执业药师必须对药品质量负责；执业药师有权参与药品全面质量管理各环节的标准、规章制度操作规程等的制订及对违反上述规定的处理；执业药师对企业和部门领导违反《药品管理法》等法规的决定，有权提出劝告或拒绝执行并向上级报告；执业药师有责任对处方提出质疑，有查证处方的法律和职业责任等。

(二) 责任

责任是医学伦理学的重要范畴之一。医药道德范畴的责任是指医药人员对患者、对他人、对社会应尽的义务以及对这种义务的认识。医药人员只有认识到自己的道德责任才会产生强烈的责任感，从而形成一种深入人心的精神力量。

当下，医药人员最基本的道德责任是全心全意为人民的健康长寿服务，这是从医药人员与服务对象、与社会的关系中产生出来的，是社会道德责任在医药实践领域中的具体体现。其具体内容要求如下：

1. 热爱医药学事业，培养高度的使命感　医药人员的责任是维护人类健康。在具体的医药实践中，牢记责任，想患者之所想，急患者之所急，认真负责，一丝不苟刻苦钻研，精益求精，把全心全意为群众服务看成是自己应尽的道德责任。

2. 把对人尽职和对社会尽职相统一　祖国医药学的优良传统历来将"救人"与"济世"相统一。这就要求医药人员在处理个人与社会整体、全局利益时坚持集体主义道德原则，坚持个人利益服从集体利益，眼前利益服从长远利益，局部利益服从全局利益。

(三) 共情

共情是最基本的道德情感，是医药人员对病人的遭遇和不幸在自己情感上产生的共鸣。

(四) 良心

马克思主义伦理学认为，良心不是不可捉摸的现象，在本质上，它是人们在社会生活中，在履行对他人和社会的义务中形成的一种道德意识。它既是体现在人们意识中的一种强烈的道德责任感，又是人们在意识中依据一定的道德准则进行自我评价的能力。可见，良心就是人们在履行对他人、社会的道德义务的过程中形成的道德责任感和自我评价能力，是一定的道德观念、道德情感、道德意志和道德信念在个人意识中的统一。

医药人员的医药道德良心就是医药人员在处理与患者及社会的关系时，对自己的职业行为形成的道德责任感和自我评价能力。与一般的其他职业良心相比较，医药道德良心具有强烈的道德责任感、深刻的自省能力以及多种道德心理因素在人们意识中的有机统一等特点。医药道德良心的特点决定了其在医药实践中对人们行为的重要影响和作用。

1. 行为之前对行为动机的选择、导向作用 在医药实践中，医药道德良心作为医药人员内心的道德律令，对医药人员的行为的选择发挥着重要导向作用。在做出某种行为之前，良心总是依据医学道德义务、原则与规范的要求，对行为的动机进行自我检查，认真思考，对符合医学道德要求的动机予以肯定，对不符合医学道德要求的动机进行抑制以致否定，从而按照医学道德要求调节的方向，做出正确的行为选择。

2. 行为之中的监督、保证作用 一个人的行为活动，从行为动机的确定，到行为的发出，再到行为的完成，期间要受到多方面因素的影响与制约。在医药人员的职业活动中，良心作为医药人员内心的道德律令，对医药人员的行为发挥着良好的监督、保证作用。

3. 行为之后的评价、矫正作用 医药道德良心既是医药人员内心的道德律令，又是医药人员行为善恶的测量仪与矫正器。在医药人员的内心中，能够对自己的行为进行评价与矫正。

（五）信誉

信誉就是人们通过自己的活动所赢得的社会信任和赞誉。一般来说，信誉的获得主要是行为人或行为团体通过一个具体行为所应得的信任和赞誉，会对行为人的全部其他行为产生深远的影响。信誉的获得主要是通过多种形式的舆论表达，特别是群众舆论，它表现为一种广泛性和深刻性的评价能力，信誉同时又是行为人或行为团体的一种高尚的道德追求，反映了行为人的道德情感和道德风尚。

医药伦理学的信誉突出表现为行为人或行为团体诚信无欺的道德情感和道德风尚。一旦主体有了这种道德情感和道德风尚就能在实践中做到平等待客，童叟无欺；信守合同，保证质量；货真价实，文明服务。我国著名医药企业北京同仁堂有300多年的发展历史，企业已经发展成跨国大型国有企业。企业的成功之道靠的就是信誉。恪守诚实敬业的品德，对求医购药的八方来客，无论是达官显贵，还是平民百姓，一律以诚相待，始终坚持童叟无欺，一视同仁。在市场经济的竞争环境中，同仁堂始终认为"诚实守信"是对一个企业最基本的职业道德要求，讲信誉是商业行为最根本的准则。医药伦理学中强调信誉对行为主体选择行为时的积极的限制作用，使行为主体在采取具体行为前，思考行为对赢得信誉产生的影响，并在行为过程中和行为结果产生后，思考自己的行为是提高了信誉还是降低了信誉，若判断是肯定的，行为主体将继续此行为；若判断是否定的，行为主体将总结经验、教训，指导以后的行为选择。

（六）审慎

审慎即周密细致，是指人们行动之前的周密思考与行为过程中的小心谨慎、细致认真。审慎作为一种良好的工作作风与道德素养，对促进各方面工作的圆满完成发挥着十分重要的作用。

医药审慎的内容是指医药人员在医药活动的各个环节慎言、慎行，自觉按照操作规程进行，做到认真负责、谨慎小心、兢兢业业、一丝不苟，并不断提高自己的业务能力和技术水平，做到精益求精。

由于医药工作是关系到患者的身心健康与生命安危的责任重大的工作，因此，古今中外的医药大家都极力倡导医药人员应当注重培养审慎的工作作风与道德品质。医药审慎的作用主要表现在：

1. 审慎能够使医药人员避免因工作疏忽而造成的医药事故、医疗差错，促使医药人员提高医药服务的质量与水平，更好地保障患者的身心健康与生命安全。

2. 审慎能够使医药人员对患者的病情做出正确的诊断，选择最佳治疗方案，促使医药人员更好地做好本职工作，更好地保障促进患者的身心健康。

3. 审慎能促进医患之间建立和维护和谐的医患关系。审慎不仅能够使促使医药人员谨慎认真地对待本职工作，仔细地观察与诊断疾病，慎重地选择医药方案与医疗措施，更好地保护与促进患者的身心健康，从而取得患者及其家属更多的信任与合作，促进良好医患关系的建立与维持。

（七）保密

保密就是指保守秘密，不对外宣泄，即不张扬、宣泄自己、他人或者组织等不愿意让外界知悉的相关信息。保密既是法律上的义务，也是道德上的义务。医药保密就是指医药人员在为患者提供服务的过程中，对自己所获知的有关患者的病情、个人信息等予以保密。

自公元前两千多年前古希腊著名医生希波克拉底提出并倡导了"凡我所见所闻，无论有无业务关系，我认为应守秘密者，我愿保守秘密"的主张以来，保密就成为中外医药工作者的一条重要道德规范与应当具备的道德素养。1948 年，在世界医学会修改并定名的《日内瓦宣言》中做出的"我将要尊重所寄托给我的秘密"的规定，更使保密成了现代医务工作者必备的道德素养。医药实践中，医药人员为患者保守秘密或者隐私，不仅体现了对患者人格和权利的尊重，而且有利于建立良好和谐的医患关系，有利于提高信誉，提高医药服务的质量与水平。同时，保密也可以避免因医患纠纷，进而推进和谐社会的建设与发展。

保守患者的秘密，保守患者的秘密就是医药人员保守为患者服务过程中获知的患者不愿意向外界宣泄、不愿意让他人知悉的有关自身病情及个人信息。在医药实践中，医药人员负有对患者的上述信息进行保密的义务，不应随意地泄露，否则，医药人员将负道德上和法律上的责任。

医药人员保密的目的是为了尊重患者的人格尊严和提高医药服务的质量以及其他社会目的。但是，在下列情况下，可以不必保密：医药人员有高于向患者保守秘密的社会责任，如发现患者所患的是传染性疾病，就必须根据《传染病防治法》的规定向上级卫生防疫部门报告；进行医药科研，经过批准可以用患者的有关资料，但不可公开患者的姓名，用头面部照片时要经过患者本人同意或者遮盖双眼。在开展教学、临床学术会议时，也可以按上述要求进行；当法律程序需要患者的资料时；患者的秘密对他人或者社会构成伤害的危险等。

即学即练 3-2

医药道德范畴是一般道德范畴在医药职业实践中的应用，其具体内容包括（　　　）。

答案解析

A. 权利　　　　B. 共情　　　　C. 责任　　　　D. 良心

E. 信誉　　　　F. 审慎　　　　G. 保密

📖 **知识链接**

国际人道主义战士——白求恩

诺尔曼·白求恩，著名的国际人道主义战士。抗日战争时期，白求恩放弃了国内待遇优厚的工作条件和优越舒适的生活环境，不远万里来到中国，支援中国的抗日战争。1939 年 11 月，因抢救八路军伤员光荣牺牲。毛泽东于同年 12 月发表了《纪念白求恩》一文，高度评价白求恩伟大的人道主义精神，赞扬他对中国抗日战争和世界反法西斯战争所做的贡献。白求恩毫不利己、专门利人——对工作极端负责任、对同志和人民极端热忱的崇高精神，不仅成为医药人员学习的榜样，而且成为中国一代又一代共产党人和人民群众学习的榜样。

目标检测

答案解析

最佳选择题

1. 关于医药道德指导原则的叙述，下列不正确的选项是（　　）。

　A. 在医药道德体系中居于首位，起主导作用

　B. 是调整医药人员与服务对象、医药人员相互之间、社会关系应遵循的根本原则

　C. 保证药品质量是实现医药道德目标的途径和手段

　D. 全心全意为人民的健康长寿服务构成了医药道德指导原则的核心内容

　E. 是医药道德规范体系的总纲与精髓

2. 关于医药道德指导原则作用的描述中不正确的选项是（　　）。

　A. 医药道德指导原则在整个规范体系中起基础作用

　B. 医药道德指导原则具有直接调整医药人员与社会、与服务对象及医药人员彼此关系的作用

　C. 医药道德指导原则解决了医药为谁服务的方向问题

　D. 医药道德指导原则从实践中规定了医药实践行为哪些是道德的，哪些是不道德的标准和界限

　E. 医药道德指导原则在整个规范体系中起统帅作用

3. 关于医药道德规范作用的描述，下列正确的是（　　）。

　A. 具有示范作用　　　　　　B. 具有调节作用　　　　　　C. 具有评价作用

　D. 具有教育作用　　　　　　E. B 和 C 都正确

4. 关于医药道德具体原则内容的表述，以下不正确的是（　　）。

　A. 尊重原则　　　　　　　　B. 生命价值原则　　　　　　C. 无伤原则

　D. 公正原则　　　　　　　　E. 有利原则

5. 医药道德基本范畴的内容选项中，不正确的是（　　）。

　A. 良心　　　　　　　　　　B. 责任　　　　　　　　　　C. 审慎

　D. 契约　　　　　　　　　　E. 信誉

6. 关于医药道德指导原则内容的表述中不正确的选项是（　　）。

　A. 保证药品质量　　　　　　　　　　　B. 实行社会主义的医药学人道主义

　C. 全心全意为人民的健康长寿服务　　　D. 救死扶伤，防病治病

　E. 增进药品疗效

7. 医学伦理学中最古老、最有生命力的医德范畴是（　　）。

　A. 医疗保密　　　　　　　　B. 医疗公正　　　　　　　　C. 医疗权利

　D. 医疗荣誉　　　　　　　　E. 医疗义务

8. 关于医药道德范畴的表述，以下不正确的是（　　）。

　A. 医药道德基本范畴则是对医药道德实践普遍本质的概括和反映，是反映医药人员在医药实践中医药道德现象的一些最基本概念

　B. 医药道德的基本范畴是医药伦理学的重要组成部分

　C. 是反映医药人员在道德关系和行为协调方面的一些最基本的概念

D. 是道德基本原则和基本规范的必要补充

E. 医药道德基本范畴则是对医药道德现象的概括和反映

9. 医药道德良心在医药实践中对人们行为的重要影响和作用的表述中正确的是（　　　）。

A. 行为之前对行为动机的选择、导向作用　　B. 行为之后的监督、保证作用

C. 行为中的评价、矫正作用　　D. 对行为的约束作用

E. 对行为的规范作用

书网融合……

知识回顾　　　　微课　　　　习题

第四章　药品生产领域伦理

学习引导

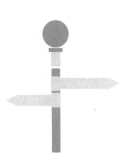

　　药品是用于防病、治病，关系人体健康和人身安全的特殊商品。药品生产是将原料加工制备成能供医疗用的药品的过程，是药品质量能否符合标准的关键环节。确保药品安全、有效、稳定、均一，客观上对药品生产领域从业人员有较高的道德要求。

　　本章将认识和探讨药品生产领域中的企业社会责任和药品生产的道德要求及其在医药实践活动中的运用。

学习目标

1. **掌握**　药品生产企业的社会责任和药品生产中的道德要求。
2. **熟悉**　药品生产的道德意义；中药材生产的道德要求；中药饮片生产的道德要求。
3. **了解**　药品生产企业责任的履行。

第一节　义与利兼得——药品生产企业的社会责任

PPT

实例分析

　　实例　2006年4月22日和4月24日，广东省某医院住院的重症肝炎病人中先后出现2例急性肾功能衰竭症状，后证实是由于患者使用齐齐哈尔第二制药有限公司生产的"亮菌甲素注射液"引起。截至5月19日16时，黑龙江省共查封、扣押"齐二药"生产的药品3243750支，其中5个有问题品种8476支。共涉及8个省份、5个品种、6个规格、24个批号、2058600支药品。

　　通过调查，假辅料通过采购、验收、检验并用于"亮菌甲素注射液"生产，丙二醇检验方法是红外光谱检测，但因没有标准图谱使这项关键的检测就是形同虚设，从而使假药流向市场，导致多人肾功能急性衰竭。

　　问题　1. 请根据本章所学内容，说明"齐二药"事件发生的原因？

　　　　　　2. 上述事件反应出药品生产企业对患者应承担哪些责任？

答案解析

一、企业社会责任

　　企业社会责任是指企业在创作利润最大化同时，还要承担对员工、消费者、对社区和环境的社会责任，包括遵守商业道德、生产安全、职业健康、保护劳动者合法权益以及保护环境、节约资源、支持慈善、捐助社会公益、保护弱势群体等。

企业承担的社会责任分为两个方面：从企业内部看，就是要保障员工的尊严和福利；从企业外部看，企业的社会责任可分为经济责任、文化责任、教育责任、环境责任等几方面。

企业承担起社会责任，是企业自身长远发展的必然要求。企业是社会的一份子，正如"鱼离不开水"，企业要想发展壮大，就要把自己融入社会，让自己的价值取向与社会核心价值保持一致，为社会的稳定、发展做出自己应有的贡献。古人云："大商谋道，小商求利。谋道者，道与利兼得。求利者，道与利俱失。"企业积极承担起社会责任，不但能够提高社会总体福利和公众期望的目标，也能带来短期利益和长期利益，促进企业可持续发展。

二、药品生产企业的社会责任

（一）对企业管理者和员工的责任

医药企业应树立以人为本的理念，保障员工劳动权益，能让管理者和员工有归属感，激发他们的工作热情，促使员工与企业一同发展。注重生产经营环境的改善，提高职工的安全意识，保障职工生产安全。企业有责任通过一定的制度，关注员工物质和精神上的需求，提供公平的工作环境和工作机会，提供良好的培训，促进员工的发展。

提高管理者和员工的满意度，是企业发展的关键，也是企业对雇员的责任。医药行业是个高新技术的行业，企业里人的素质高低对企业的发展起着决定性作用。医药企业用好人，留住人，发展人，是企业对员工的义务，也是医药企业竞争制胜之宝。

（二）对消费者的责任

医药产品用于治病救人，关系到人命，产品必须是安全有效的和适用的。因此，医药企业也必须树立"生命至上，安全第一"的理念，必须严格履行对消费者的责任。医药企业对患者主要有以下责任：

1. 提供安全有效的医药产品，这是医药企业的基本责任。药品生产企业应树立"第一责任人"的意识，坚持质量第一的理念，严格把关药品质量，提供安全有效的药品，满足消费者的用药需求。

2. 向社会提供全面真实的药品信息，依法发布药品宣传信息，尊重消费者对药品不良反应的知情权，不能对消费者进行虚假宣传和其他欺诈行为。

3. 针对中国消费者的消费能力，药品生产企业应从实际出发，不断提高生产效率，降低成本，提供价格低廉、疗效好的药品给患者。

4. 由于医药产品的特殊性，医药企业有对消费者进行医药产品知识传播和健康教育的义务，敢于向消费者承认错误，发现药品质量问题、不良反应，要及时按规定召回药品并承担消费者消费损失的责任。

5. 由于药品的耐受性，患者用药后会产生耐药性，企业有责任不断开发新产品，满足人类治疗和健康的要求，发展人类健康事业的责任。

6. 人类的疾病谱不断发生变化，企业有根据临床需求不断研发新产品，满足人类的治疗需要，不断促进人类健康事业发展的责任。

（三）对债权人和合作商的责任

对企业的债权人，企业有按时、按合同还本付息的责任，企业要讲信用，保证企业经营的偿债能力，注重偿债风险的预防，降低债权人的风险，维护债权人的权益。对于债务，不应拖欠，否则可能会导致企业信用的丧失，筹资困难，最终影响企业的发展。

而对于企业的合作商包括企业的供应商和销货商，企业要本着相互协作、相互信任、对他人负责任的意识，结成稳定的合作伙伴，互相促进，从而形成一种稳定而忠诚的战略合作伙伴关系，共同发展。一方面做到诚信经营，按时、按质、按量提供货款或货物，互相促进；另一方面，因为药品的特殊性，对供应商提供的原料、辅料、包装材料等都要严格按照相关规定检验，经检验合格才能放行，不合格的按规定或退货或销毁。

（四）倡导和遵守社会信用和法律的责任

信用是企业生存之本，是社会发展之源。诚实经营，有信用，才有市场。而遵守法规，是企业最低限度的道德义务，是企业发展的保障。企业应该有倡导和遵守社会信用及法律的责任，成为"重承诺，守信用，遵纪守法"的企业。

（五）对社会资源的合理使用和生态环境保护的责任

社会资源和自然环境资源是有限的，资源和环境的合理使用和保护不仅关系到当代人的利益，而且关系到子孙后代的生存和发展，是社会可持续发展的保证。制药工业，特别是化学原料药生产是一个高能耗、高污染的行业。在今天全世界都强调"低碳低排放"的大背景下，能否很好的解决资源浪费和环境污染问题是药品企业发展的关键，甚至关系企业的生死存亡。我们不能再"前门制药治病，后门排污致病"，药品生产企业应加大人力、物力投入，尽最大努力解决药品生产过程中的能耗高、污染重等问题，尽量节省能源、做到零污染排放，为建设碧水蓝天的家园做出自己应有的努力。

（六）对社会慈善、福利事业的责任

这是药品生产企业对社会负责的一种自愿行为，是一种更高境界的道德责任。作为有经济能力的组织，企业应有回报社会、积极参与社会慈善活动的责任，如对社会治疗需要的医药产品的捐赠、社会福利资金的筹集活动、对社会文化教育事业的扶持、关注社会弱势群体、提供社会帮助等责任。

药品生产企业履行对社会公益事业的责任，能改善企业与政府、民众的关系，为企业带来良好的信誉，提高企业形象，进而为企业的发展作出贡献。

三、药品生产企业社会责任的履行

（一）完善法律法规，强化执法力度

药品事关人民的健康和生命安全，必须以法律形式强制企业履行相关社会责任。为此，我国制定了《药品管理法》、《药品生产质量管理规范》（GMP）等一系列法律法规，从新药研发到审批再到原料采购、生产、储存、运输、使用和不良反应监测等各个环节都要有严格的法律法规约束。应不断完善法律法规，药品监管部门要严格执法，做到有法可依，有法必依，如果企业违反了相关法律法规，按相应法律法规予以惩治加大违法成本，让违法企业寸步难行，这样才能保证企业积极承担药品安全责任。同时，强化政府的引导、监督、激励作用。政府必须加强药品质量监督，还应针对社会反应强烈的环保、违法广告、药品回扣问题开展专项整治工作。另外还可以通过政策倾斜、经济支持、奖励荣誉等激励机制来促进企业履行社会责任。还应加强药品监管行政部门的权力监督和制度约束。此外，针对医药企业对环境的责任和对雇员的劳动保护、工作时间、待遇等方面的责任，政府也应通过法

律、法规进行规范化。

（二）提高药品质量标准

药品质量标准是国家对药品质量、规格及检验方法所作的技术规定，是药品生产、供应、使用、检验和药政管理部门共同遵循的法定依据。药品质量标准直接关系到药品的质量、临床疗效。执行药品质量标准的高低，反映出一个国家医药制造业和产品质量的整体水平。不断的提高和完善药品质量标准，可以促进药品生产企业改进生产技术、提高管理水平，进而提高药品的质量，确保人民群众用药安全、有效。如针对影响中药材质量的几个关键因素，农药残留、二氧化硫残留、重金属、黄曲霉毒素等。2015年修订的《中国药典》都相应的完善和提高了标准，这将有效地遏制中药材种植中滥用农药，产地加工和贮藏中滥用硫磺熏蒸以及中药材重金属超标等问题。从而为提高中药的安全性，提升中药的质量，促进中药行业健康发展奠定坚实基础。

（三）加强社会舆论监督

社会监督包括舆论监督、组织监督和个人监督。在历次医药事件发生时，社会监督尤其是媒体的舆论监督在信息披露方面发挥了很大的作用。今天我们正处于互联网时代，媒体的舆论监督和个人监督在信息披露、传播方面具有快速、范围广、持续性强等特点。相对于以公权力为诱因的行政监督手段，社会监督虽然强制性不足，但是对企业后期发展的影响却更为明显。强化医药行业协会、消协等非政府组织的监督作用，以辅助媒体进行客观、公正的舆论监督。充分发挥社会舆论监督作用，既可以调动公众维权的意识，又可以合理引导企业向正确的方向发展。

（四）发挥行业协会的引导作用

行业协会因为具有专业性、权威性的特点，对促进药品生产企业履行社会责任有很重要的意义。2013年九家医药企业协会商会联合签署了实施《医药企业伦理准则》倡议书，体现出我国医药行业自觉自愿恪守企业伦理准则的信心和决心，为加强行业信用体系建设，积极践行行业自律作出了具体的要求，有利于企业间（尤其是中小企业）减少成本进行跨地区竞争，促进企业健康发展。另外，行业协会也可定期对企业社会职责履行情况进行考核，结果向社会及医师协会等专业组织公示来推动医药企业主动履行社会职责。

（五）建立医药企业社会责任评价指标体系

政府相关机构和行业协会应参照普遍适用的社会责任标准，充分考虑医药行业特点和产业发展阶段，形成适合于行业特征的可操作、可量化的评价体系。就是针对前面所述医药企业社会责任的范畴设定相应可量化的评价标准。这样，医药企业履行社会责任有标准可依，也便于对其社会责任履行情况进行客观评价和比较。医药行业协会应该结合行业特点，通过大量案例和数据分析成立一个具有独立性的评价机构，该机构能根据标准，监督和评价各个医药企业履行其社会责任的各个环节，对不履行其责任的行为：诸如向灾区捐赠过期药品，发布虚假广告的企业向媒体曝光。并评选出"最具社会责任的医药企业"这样可以培养医药企业的自律性，使整个行业形成"履行社会责任光荣，缺失社会责任可耻"的氛围。

（六）强化企业自身意识

企业是履行社会责任的主体，只有企业真心实意地履行社会责任，才可能履行好社会责任。

首先，医药企业要认识到其承担的安全、健康的特殊使命，树立责任感，坚持质量第一的发展观念。同时企业还应清楚认识到对环境、对公众、对社会所负的责任，将之作为企业生存发展的核心价值观，并融入到企业文化中去。其次，医药企业应当将履行社会责任纳入企业发展战略，在此基础上提高管理水平，加强企业自律，对采购、生产、检查、销售、宣传各环节进行严格的监控，杜绝发生有悖于道德规范的行为。最后，医药企业应积极参与公益事业，既可参与教育、科学、文化、环保等公共设施建设，也可以利用自身特色开展健康志愿者之类的活动，或者向社会提供医疗资源，促进医疗水平的改善和社会整体福利的提高。

 知识链接

如何定义假药劣药

按照《中华人民共和国药品管理法》规定，有下列情形之一的药品，按假药论处：1. 国务院药品监督管理部门规定禁止使用的；2. 依照本法必须批准而未经批准生产、进口，或者依照本法必须检验而未经检验即销售的；3. 变质的；4. 被污染的；5. 使用依照本法必须取得批准文号而未取得批准文号的原料药生产的；6. 所标明的适应症或者功能主治超出规定范围的。有下列情形之一的药品，按劣药论处：1. 未标明有效期或者更改有效期的；2. 不注明或者更改生产批号的；3. 超过有效期的；4. 直接接触药品的包装材料和容器未经批准的；5. 擅自添加着色剂、防腐剂、香料、矫味剂及辅料的；6. 其它不符合药品标准规定的。

即学即练 4-1

医药企业生产销售安全、有效、质量可控的合格药品是《中华人民共和国药品管理法》对医药企业的强制性规定，是国家对药品的最低要求。医药企业应如何树立"第一责任人"意识？

答案解析

第二节　品质安全的防线——药品生产的道德要求

PPT

一、药品生产的道德意义

药品是用于治病救命的特殊商品，只有符合国家法定质量标准的合格药品才能保证疗效。因此，药品只能是质量合格品，不能像其他商品那样可分为一等品、二等品、等外品和次品，并都可以销售、使用。在生产过程中，药品质量受到人员、机器设备、原辅材料及包装材料、工艺方法、生产环境、管理等多方面因素的影响。因此，制定一系列法律、规章以及制度是十分必要的。但是，这并不能将药品生产过程中所有影响药品质量的大大小小因素涵盖。因此，在药品生产过程中，道德公约、社会舆论、职业道德规范是所有从业人员行为不可缺少的调节工具。

药品质量是否符合规定，需要通过检验来判定。为了生产出符合质量标准的药品，世界各国有关管理部门都通过立法、制定标准及行政规章等方式对药品实行严格的质量管理与控制。目前，世界上很多国家都在推行《药品生产质量管理规范》（GMP），我国从 20 世纪 80 年代初提出在制药企业中推行《药品生产质量管理规范》（GMP），1988 年卫生部颁布了我国第一部《药品生产质量管理规范》（1988版），并于 1992 年、1998 年、2010 年进行了修订。

《药品生产质量管理规范》（GMP）作为药品生产和质量管理的基本准则，旨在最大限度地降低药品生产过程中污染、交叉污染以及混淆、差错等风险，确保持续稳定地生产出符合预定用途和注册要求的药品。但各种良好的规定，都需要药品生产从业人员的认真、严格执行，人是生产出质量优良药品的关键。

二、药品生产的基本道德要求

药品生产过程是药品质量形成过程的组成部分，是药品质量能否符合预期标准的关键。要保证药品的安全、有效、均一，除了严格按照《药品生产质量管理规范》（GMP）生产药品，还需要药品生产从业人员遵循药品生产的道德要求。

1. 用户至上 所谓用户至上，指药品生产活动应一切以药品使用者为中心，急患者之所急、想患者之所想，保证药品供应，及时提供社会需要的药品。

药品是用于治病救人的特殊商品，不能"病等药"，而需要"药等病"。因此，药品生产企业应明确生产目的，端正经营思想，按防病治病工作需要进行生产，不能一味考虑经济利益，只生产利润高的药品。对于那些利润低、价格低廉而疗效好的药品，企业也应大力生产。企业应及时根据市场需求，并根据自己生产能力，组织生产药品，最大限度地满足人民群众防病治病的需要。

2. 质量第一 药品质量直接决定了临床疗效，关系到人民的健康。药品的特殊性，客观要求药品生产企业必须严格保证质量，力求安全、有效、均一，禁止偷工减料，以次充好，以伪充真。药品生产企业在药品生产过程中要树立"质量第一"的观念，强化质量"第一责任人"的意识。《药品生产质量管理规范》（GMP）强调生产过程的全面质量管理，对凡能引起药品质量问题的诸因素，均须严格管理，强调生产流程的检查与防范紧密结合，以防范为主要手段。《药品生产质量管理规范》（GMP）规定："药品生产企业必须对其生产的药物进行质量检验"，"不符合国家药品标准的不能出厂"。药品生产的全过程必须自觉遵循和执行《药品生产质量管理规范》（GMP）的指导原则，确保生产出安全、有效、稳定、均一的药品，这既是法律责任，也是道德的根本要求。

3. 注重防护 在药品生产过程中通常会产生废气、废液、废渣等有害物质，这些物质若随意排放，势必会影响周围环境，损害周边群众的健康。同时，药品生产过程中产生的一些有毒有害物质也会对生产一线操作人员的身体健康造成影响。因此，药品生产企业应以人民健康利益为重，注重保护环境，采取有效、必要的防护措施，保护药品生产人员和周边群众的健康。

4. 规范包装 药品包装是指药品在储存、销售、运输和使用过程中，为保持其质量和价值而采用包装材料进行的技术处理。药品包装按其在流通领域中的作用可分为内包装和外包装两大类，具有保护功能、方便应用和商品宣传三个方面功能。直接接触药品的包装材料和容器应符合药用要求，符合安全标准。药品外包装和药品说明书的内容应科学、简单易懂，并将相应的警示语或忠告语印制在药品包装或药品使用说明书上。任何扩大药品疗效或适应证、隐瞒药品不良反应，或采用劣质包装等行为都是违法的。

三、中药材生产的道德要求

1992 年，日本厚生省药物局修订了《药用植物栽培和品质评价》这一类似于 GAP 的规范，欧洲也出台了《药用植物和芳香植物种植管理规范》，被称为"欧共体的 GAP"。中国国家药品监督管理局

2002 年发布实行《中药材生产质量管理规范》（试行），简称 GAP，GAP 是将传统中药的优势特色与现代科学技术相结合，按国际认可的标准规范进行研究、开发、生产和管理，是中药现代化的第一步，也是我国传统中药迈向国际的基础和先决条件。中药材 GAP 同《药品非临床研究质量管理规范》（GLP）、《药品临床试验管理规范》（GCP）、《药品生产质量管理规范》（GMP）、《药品销售质量管理规范》（GSP）共同组成了药品的 5 个配套规范，成为药品研制、生产、经营的国际标准。

中药产业中，中药农业是第一产业，是为中药工业和中药商业提供原料的基础产业。在栽种药材过程中，严格《中药材生产质量管理规范》（GAP）生产中药原料，是提升中药材产品质量的关键，也是中成药品生产的前期保证。

中药材主要由植物药、动物药、矿物药组成。中药材的生产直接关系到中药材、中药饮片和中成药的质量与疗效，也关系到中药材的出口贸易。随着社会的发展，人类对中药材的需求量越来越高，而随着人口的增加、环境的破坏、资源的枯竭，野生中药材越来越少，质量也在下降，已对中医药的发展构成了威胁。

为了满足临床需要，部分品种的野生中药材渐被人工种植、养殖品所替代。中药材的种植、采集和饲养过程，即中药材的生产过程。一方面，中药材属于药品，从原则上说，对中药材的生产也应当依照《中药材生产质量管理规范》（GAP）规定进行监督管理；但另一方面，中药材的生产，即中药材的种植、采集和饲养活动，又明显不同于一般药品的生产活动，可归属为农业活动。我国目前开始在中药材生产基地中药材的生产全过程实行《中药材生产质量管理规范》（GAP），而大部分中药材种植是农户散种，但药材的质量和安全性得不到保证。

1. 中药材种植、养殖中的道德要求　药用植物的栽培管理要求依种类制定生产技术标准操作规程。对施肥、灌溉、病虫害防治都要提出明确的规定，特别注重药材生产专用肥的应用和农药残毒的控制，从生产源头杜绝污染物进入。中药材生产基地的设置要坚持因地制宜、合理布局，并要求注重道地药材的产地和重要的药材生产地区。

现在随着野生动物的减少和对野生动物的保护，动物类中药材大都需要通过养殖来获得。在动物养殖过程中，养殖行为要按照动物的生活习性，符合动物福利、动物伦理。

我们应大力建设优质的中药材种植、养殖生产基地，在生产基地严格推行《中药材生产质量管理规范》（GAP），科学使用农药、化肥、杀虫剂，加大中药材种子、种苗繁育的力度，鼓励野生抚育，从源头上保证优质中药材的生产。

2. 中药材采收中的道德要求　中药材质量的好坏，取决于有效物质含量的多少，有效物质含量的高低除了与产地有关系，还与采收季节、时间、方法等有着密切联系，正如谚语所云"三月茵陈四月蒿，五月六月当柴烧"，不在适宜时间采收药材就会降低药材的质量和临床疗效。对采收期、采收器具与加工场所、采收后的加工与处理等技术环节均要作规定。特别强调道地药材加工方法的继承，人工培育药材的产量、质量与经济效益之间的关系，以及野生药材的可持续利用等问题。严防在初加工过程中二次污染。

除了最佳采收季节，部分中药的采收还与生长年限有关. 如中药三七，生长 3 年才可以采收。三七的药用部位为块根。据报道，三七的主要成分人参皂苷 Rg_1 和 Rb_1，在第一年、第二年时主要集中在茎、叶，第三年以后主要集中在块根。

所以，为了确保中药材质量，应在中药材有效成分含量达到高峰的季节和时间进行采收。只顾经济利益，重产量、轻药效的采收行为，既影响中药材质量又浪费宝贵的药材资源。

3. 中药材贮藏的道德要求　中药材大都含有糖类、蛋白质、淀粉等成分，储存不当容易发生虫蛀、变色、走油、霉烂等变质现象，不仅降低临床疗效，而且造成经济损失、资源浪费。贮藏的时间、温度、湿度、日光是否适宜都影响中药材的质量。一些药农和企业为了长期保存药材，保持药材的色泽采用硫磺熏蒸的方法保护药材，硫磺熏蒸会造成一些二氧化硫的残积，对人体产生危害，同时对环境造成危害。严格按照相关规程贮藏中药材、根治中药材硫磺熏蒸的"痼疾"不仅需要政府、相关部门的监管，更需要广大中药材从业人员的道德自律。

　知识链接

药用植物的种植历史

《诗经》记载有枣、桃、梅的栽培。在汉武帝时期，药材生产已初具规模，在长安建立了引种园。张骞出使西域，引种红花安石榴、胡桃、大蒜等有药用价值的植物到内地栽种，丰富了中草药种类。公元6世纪，贾思勰著的《齐民要术》中，曾记载了地黄、红花、吴茱萸、姜、栀子、桑、胡麻、莲等多种药用植物栽培法。到公元581－618年的隋代，在太医署下专设"主药"、"药园师"等职，掌管种药。在隋书中还有《种植药法》、《种神草》等专著。至唐、宋时代，中草药栽培技术有了空前的发展，唐代《千金翼方》中记载了百合、大蒜等药用植物的种植法。宋代，韩彦直在《橘录》一书中记述了橘类、枇杷、通脱木、黄精等数十种中草药的种植法。明代李时珍《本草纲目》中记述了180多种中草药的种植法。有关本草学和农学的名著还有明代王象晋的《群芳谱》、清代徐光启的《农政全书》，陈扶摇的《花镜》、吴其浚的《植物名实图考》等对多种药用植物栽培均有论述，至今仍有参考价值。

四、中药饮片生产的道德要求

中药饮片是指取药材切片作煎汤饮之义。广义，凡是供中医临床配方用的全部药材统称"饮片"。狭义则指切制成一定形状的药材，如片、块、丝、段等称为饮片。中药饮片是国家基本药物目录品种，又是中成药的原料。中药饮片的质量与中药材质量、炮制工艺密切相关，应当对中药材质量、炮制工艺严格控制；在炮制、贮存和运输过程中，应当采取措施控制污染，防止变质，避免交叉污染、混淆、差错；生产直接口服中药饮片的，应对生产环境及产品微生物进行控制。中药饮片的质量优劣直接关系到中医防病治病、康复保健的效果。目前，中药饮片的生产存在一些不规范的问题，一些生产企业不按照《药品生产质量管理规范》（GMP）要求生产，甚至外购散装饮片，加工包装等行为。

炮制是中药饮片生产过程最重要的环节。炮制对中药饮片的临床疗效起着决定性作用，不同的炮制方法可起到去毒、转化、协同等作用，中药材炮制与不炮制作用差别很大，炮制与否密切关系到药物的质量及临床用药安全有效。如大黄的炮制品主要有四种：生大黄、酒大黄、熟大黄、大黄炭，药性各不相同。

炮制的太过、不及，不仅影响疗效而且浪费药材资源，特别是对一些有毒中药的炮制，如附子、川乌、马钱子等，炮制不及，就会带来很大的毒副作用，炮制太过就使有效成分丧失殆尽，成为药渣。如明代陈嘉谟在《本草蒙荃》指出："凡药制造，贵在适中，不及则功效难求，太过则气味反失。"因此历代医家、中药生产企业都很重视中药饮片的炮制，如北京同仁堂亦把"炮制虽繁必不敢省人工，品味虽贵必不敢减物力"作为古训一代代传承。

重视和提高中药炮制水准，保证中药饮片质量，提高临床疗效，还要注意如下几点：

1. 从事中药饮片炮制操作人员应具有中药炮制专业知识和实际操作技能；从事毒性中药材等有特殊要求的生产操作人员，应具有相关专业知识和技能，并熟知相关的劳动保护要求。负责中药材采购及验收的人员应具备鉴别中药材真伪优劣的能力。从事养护、仓储保管人员应掌握中药材、中药饮片贮存养护知识与技能。

2. 尊古炮制，以法炮制，是炮制过程需要遵循的法则。中药炮制是祖国医药宝库的组成部分，是中药行业特有的传统制药技术。继承和发扬这一传统文化遗产，才能不断提高饮片质量，保证中医辨症施治和临床用药安全有效。从古代流传下来的很多炮制方法，对中药饮片的疗效有不同影响，应根据临床需要采用不同的方法炮制；中药饮片炮制过程中产热产汽的工序，应设置必要的通风、除烟、排湿、降温等设施；拣选、筛选、切制、粉碎等易产尘的工序，应当采取有效措施，以控制粉尘扩散，避免污染和交叉污染（如安装捕尘设备、排风设施等）。

3. 制定每种中药饮片的生产工艺规程，各关键工艺参数必须明确（如中药材投料量、辅料用量、浸润时间、片型、炒制温度和时间（火候）、蒸煮压力和时间等要求），并严控辅料质量。

4. 要充分利用现代科学技术和最新的科学研究成果，不断改善和提高炮制技术保证药品质量、满足临床需求。中药饮片应选用能保证其贮存和运输期间质量的包装材料或容器。包装必须印有或者贴有标签，注明品名、规格、产地、生产企业、产品批号、生产日期、执行标准，实施批准文号管理的中药饮片还必须注明药品批准文号。直接接触中药饮片的包装材料应至少符合食品包装材料标准。

即学即练 4－2

答案解析

国家药品监督管理局 2002 年发布实行《中药材生产质量管理规范》（试行），简称（ ），将传统中药的优势特色与现代科学技术相结合，按国际认可的标准规范进行研究、开发、生产和管理，是中药现代化的第一步，也是我国传统中药迈向国际的基础和先决条件。

A. GAP B. GCP C. GLP D. GSP E. GMP

目标检测

答案解析

一、最佳选择题

1. 企业承担社会责任是（ ）。
   A. 没有必要的 B. 社会的要求 C. 政府的要求
   D. 只是让企业增加负担 E. 企业自身需要的

2. 药品生产企业发现药品质量问题、不良反应，需（ ）。
   A. 隐瞒不报 B. 私了 C. 退货
   D. 上报 E. 及时按规定召回药品并承担消费者消费损失

3. 加强药品生产企业履行社会责任措施不包括（ ）。
   A. 完善法律法规，强化执法力度 B. 提高药品质量标准
   C. 加强社会舆论监督 D. 强化企业自身意识

E. 提高企业利润

4. 用户至上的含义指（　　　）。

A. 生产高利润药品　　　　　　B. 生产价格低廉的药品　　　C. 生产劣质药品

D. 生产社会不需要的药品　　　E. 急患者之所急

5. 药品生产的全过程必须自觉遵循和执行（　　　）的指导原则。

A. GAP　　　　　　　　　　　B. GCP　　　　　　　　　　C. GDP

D. GSP　　　　　　　　　　　E. GMP

6. 下列关于药品包装说法正确的是（　　　）。

A. 药品包装可以扩大药品疗效　　　　　　B. 药品包装可以扩大药品的适应证

C. 药品包装可以隐瞒药品不良反应　　　　D. 药品包装只是广告

E. 药品外包装和药品说明书的内容应实事求是、科学、简单易懂

7. 动物中药材养殖（　　　）。

A. 应符合动物福利、动物伦理　　　　　　B. 可以在任何地方进行养殖

C. 应满足人类保健需要　　　　　　　　　D. 只是为了赚钱

E. 可以虐杀动物

8. 中药材采收应在（　　　）采收。

A. 任何时间　　　　　　　　　B. 春天　　　　　　　　　　C. 秋天

D. 夏天　　　　　　　　　　　E. 最佳时间

9. 下列有关中药材贮藏说法不正确的是（　　　）。

A. 应在适宜的温度下贮藏

B. 应在适宜的湿度下贮藏

C. 贮存不当容易发生虫蛀、变色、走油、霉烂等变质现象

D. 应根据药物性质选择应用硫磺熏蒸

E. 禁止使用硫磺熏蒸

10. 中药饮片炮制应（　　　）。

A. 不要炮制　　　　　　　　　B. 炮制太过　　　　　　　　C. 炮制不及

D. 随意炮制　　　　　　　　　E. 炮制适宜

二、简答题

1. 药品生产企业为什么要承担保护社会资源和生态环境的责任？

2. 中药材的储藏有哪些道德要求？

书网融合……

知识回顾　　　　微课　　　　习题

（李洪华）

第五章 药品经营伦理

学习引导

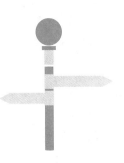

改革开放以来，我国药品经营领域从计划分配体制转向市场化经营体制，使得行业发展进入快车道。在新的时代背景下，药品经营企业是应该以利益至上为导向，还是以维护人民健康为己任，更加注重社会道德责任呢？

事实一再证明，若一味追求经济效益，忽视药品经营伦理，既不利于老百姓用药的合法权益，也不利于企业的长远发展，更会让社会陷入对医药企业失信的境地。所以，药品经营道德体系需要进一步建设和完善。

本章将认识和探讨药品经济伦理、药品促销伦理准则、药品经营生态伦理要求、药品经营者和医药代表的道德规范。

学习目标

1. **掌握** 公认的商业道德原则和药品经营者道德规范。
2. **熟悉** 药品经营企业商业道德准则和促销伦理准则。
3. **了解** 药品经营生态伦理的相关内容。

第一节 货真价实仁义在——药品经济伦理 微课1

PPT

 实例分析5-1

实例 某省市药品监管部门对当地药店和连锁经营企业检查的过程中发现，存在许多不规范操作的问题。从被查处的违法事实来看，药店的问题主要集中在"零售药品没有明码标价"、"执业药师不在岗销售处方药"以及"没有完整的登记进货记录"等等（如部分药店血压计在购进后票据丢失没有检定）。近年来药店监管加强后屡屡发现类似的问题，严重危害到群众用药安全。

问题 1. 如何评价案例中药店出现的行违法为？

2. 这些违法人员的行为违背了哪些营销伦理准则？

答案解析

一、商业道德及药品经营领域道德

（一）公认的商业道德

市场经济的基本观念自主、自由、平等、竞争、信用、法制等，构成了市场经济的基本理念和基本原则。这些理念和原则是在社会经济的历史发展中逐渐形成的，并成为公认的商业道德。这些公认的商业道德，同时也是我国社会主义市场经济中基本的法律规范。

1. 诚实守信原则　诚实守信即"诚信"，它是中华民族宝贵的思想财富，远在先秦时代已形成。诚信，视为道德的根本，是人们处世和经营的首要原则。

市场经济条件下的诚信原则是指对于以商业活动利益为先环境下的欺诈、违约、失信和强买强卖等行为的否定，而奉行平等交换、言而有信的经营准则。商业伦理与市场经济的匹配有助于建立真正的"契约经济、信誉经济、法治经济"三位一体的经济环境，明确对于经济主体诚实、履约、守法、真实的原则要求，规范商业秩序。

诚信是社会交往与社会经济活动中必须遵守的道德规范和行为准则。对于行业及企业来讲，诚信则是立业之本、成业之基、兴业之魂，是核心竞争力的第一要素。在药品经营中，对企业诚信要求的一些基本内容主要包括药品质量、价格、宣传、营销手段、服务等方面的诚信，具体表现在：不制售假劣药、不虚高定价、杜绝虚假广告和规范服务等方面。同时，建立与完善药品经营行业诚信体系，加大对行业内失信行为的惩戒力度，有助于引导企业自觉依法经营药品，增强诚信意识，加强企业自律，有助于保证医药产品的安全有效和及时供应，保护人民群众的身体健康与切身利益。

2. 公平竞争原则　市场经济的突出体现之一是自由竞争，竞争构成了市场经济与计划经济的重要区别，这不仅是商品化社会条件下个体劳动和集体劳动的基本矛盾所决定的，而且也是劳动交换作为商品交换本质的商品价值属性所确定的。竞争机制能有效提高整个社会的劳动生产率，但竞争行为有正当和不正当之分，公平和不公平之分，市场经济中的公平竞争是指各个竞争者在同一市场条件下共同接受价值规律和优胜劣汰的作用与评判，并各自独立承担竞争的结果。

公平竞争一是竞争机会平等，二是竞争过程平等。公平竞争既是竞争群体利益的要求，也是国家规制竞争活动的指导思想。

目前，在我国的医药行业中仍然存在不正当竞争行为，主要表现在以下七个方面：

（1）混淆交易行为　如假冒他人注册商标、企业名称，仿冒国家名优标志，擅自使用知名商品特有名称、包装、装潢，伪造产地名称等。

（2）商业贿赂行为　是指经营者为争取交易机会，暗中给予交易对方有关人员和能够影响交易的其他相关人员以财物或其他好处的行为。

（3）虚假宣传行为　是指经营者利用广告和其他方法，对产品的质量、性能、成分、用途、产地等所作的引人误解的不实宣传。

（4）侵犯商业秘密行为。

（5）低价倾销行为　是指经营者以排挤竞争对手为目的，以低于成本的价格销售商品。

（6）不正当有奖销售行为。

（7）诋毁商誉行为。

这些不正当竞争行为，都会损害其他经营者的合法权益，扰乱社会经济秩序。因此，保证市场经济健康发展的基础条件之一就是营造公平竞争的市场环境，维护正常的经济秩序。

3. 互利原则　互利是一个富含伦理意义的概念，体现着经济活动中的道德要求，在经济活动中，互利原则要求经营主体在追求自身利益的同时，应当把其他经营主体的利益结合起来，不但要关心自己的付出所应得到的回报，还应该使其他人的付出也得到相应的回报。市场经济奉行等价交换和自愿交换的原则，互利原则承认和保证各经营主体的自利追求，但又对它加以限制，要求它接受社会理性的引导，重视法律和道德的制约，反对一切用不正当手段、非互利方式来追求自身的利益。互利原则的三个价值目标是"勿损"、"分享"和"共荣"，通过互利原则来协调彼此之间的利益冲突，既能保护经营主体的合法权益，也能保障消费者的合法权益，维护社会和谐稳定。

互利原则是我国社会主义市场经济的发展要求，共同富裕是我国《宪法》规定的中国特色社会主义重要内容。社会主义市场经济要求经济主体的商业行为遵从互利性原则，而长期以来形成的商业伦理也认可任何一种商业模式下的"双赢"或"多赢"。

（二）药品企业的商业道德准则

药品经营企业，是指经营药品的专营企业或兼营企业。专营企业包括药品批发企业和药品零售企业；兼营企业主要是指制药企业，不仅生产药品，也兼营药品。无论是专营或兼营两者皆为市场经济中的行为主体和道德主体，都应树立企业伦理意识，遵守企业道德原则和规范，这既是企业自身生存发展的基本要求，也是市场经济发展的必然要求。

随着世界各国和地区间药品贸易的往来，全球或地区性的医药行业和企业内统一的伦理规范正在逐步形成，这些伦理规范提倡行业和企业应遵循公认的商业道德准则。

2012年9月，中国派代表参与了亚太经合组织（APEC）在墨西哥推出了生物医药领域的商业道德准则（即《墨西哥城原则》），号召经济体各成员所有生物医药行业利益相关者拥护共同的道德标准，其中包括公司、行业协会、专业组织以及管理单位和反腐败单位。

在该原则的推动下，2013年10月29日，中国化学制药工业协会、中国医药保健进出口商会及中药协会等医药行业九大协会联名对外发布了《中国医药企业伦理准则》，要求医药界同仁自觉遵守《准则》各项条款，并呼吁政府继续强化改革、净化市场。医药行业在伦理层面的互动有助于确保患者在医疗活动中利益的最大化。《中国医药企业伦理准则》倡导，医药行业企业应遵循以下六点道德准则。

第一，以医疗保健和患者为中心，企业所做的一切是为了造福患者。

第二，诚信，即企业所做一切事情应当合乎道德、诚实，尊重他人。

第三，独立，即企业应当具有独立的伦理精神，自主决策，应当免受不良风气影响。

第四，合法，即企业所做的一切应当理由正当、合法，并秉承这些精神原则和价值观。

第五，透明，即企业应当观念开放、行为公开化，同时尊重合法的商业思想和知识产权。

第六，责任，即企业应当为自己的行为和相互关系负责。

二、药品促销伦理准则

药品作为商品，具备商品特征，药品经营企业需要采用各种促销手段销售自己的药品，从而实现经济效益。另一方面，药品作为关乎生命健康安全的特殊商品，其促销活动必须符合法律和道德准则。WHO于1988年拟定并发布的《药品促销的伦理准则》，具有一定的借鉴意义。

（一）药品促销准则

药品促销，是指药品经营企业向特定人群提供药品信息，宣传引导，以扩大药品销量的商业活动和行为。促销活动必须符合法律法规要求，也必须符合促销准则的基本要求。

药品促销伦理准则的适用对象，包括药品制造厂商与药品批发和零售企业，以及政府、广告机构、市场调查机构、医疗机构、医生、医药媒介与大众媒介，结合实际情况，促销准则通常包含以下几个方面。

1. 药品应经过国家药品监管部门批准或认可，药品经营企业应得到合法批准。

2. 药品促销活动应满足国家相关法律法规的要求。比如：不得采用有奖销售、附赠药品或礼品等方式销售；药品批发企业不得直接将药品销售给消费者。

3. 药品经营企业必须为医生、药师提供科学资料，不能以经济或物质利益作为促销形式，同时，医生、药师也不得索取、收受贿赂。

4. 药品的学术推广、药品信息宣传教育等活动不应以促销作为唯一目的。

（二）药品广告促销伦理要求

哪些药品可以投放广告，哪些药品不可以投放广告，药品广告内容应遵循哪些原则，这是由国家法律法规和广告媒体的伦理道德观决定的，符合伦理的广告，首先应符合国家相关的法律法规。根据《中华人民共和国广告法》的规定：

1. 麻醉药品、精神药品、医疗用毒性药品、放射性药品等特殊管理药品，军队特需药品，医疗机构制剂，国家药品监管部门明令禁止生产、销售、使用的药品，在试生产阶段的药品，均不得做广告。以上规定以外的处方药，只能在国务院卫生行政部门和国务院药品监督管理部门共同指定的医学、药学专业刊物上做广告。

2. 药品广告不得含有下列内容：表示功效、安全性的断言或者保证；说明治愈率或者有效率；与其他药品的功效和安全性或者其他医疗机构比较；利用广告代言人作推荐、证明；法律、行政法规规定禁止的其他内容。

3. 药品广告的内容必须与国务院药品监督管理部门批准的说明书一致，不得出现说明书以外的内容，并应当显著标明禁忌、不良反应，处方药广告应当显著标明"本广告仅供医学药学专业人士阅读"。非处方药广告应当显著标明"请按药品说明书或者在药师指导下购买和使用"。

由于药品的专业性较强，人们对药品广告及其所宣传的药品缺乏基本的辨别能力。因此，药品企业一方面要认真执行《药品管理法》、《广告法》和《药品广告审查标准》的规定，另一方面，媒体要加强自律，不能为了经济利益，置伦理与道德于不顾。

三、药品生态伦理要求

人与自然的关系具有道德意义。以往的伦理原则与道德规范具有人类中心论的性质，以人的利益、人的发展、人道还是非人道作为道德不道德的标准。从二十世纪下半叶，人们开始注意到环境与生态的保护、社会发展和谐以及人与自然的关系等一系列问题，环境伦理、生态伦理逐渐成熟并发展起来。越来越多的人们意识到人与自然是有机的整体。善待环境，同时也是善待人类，人类行为不道德的结果导致了环境恶化、生态失衡，最终也影响到甚至危害到人类的自身利益。生态伦理维护着人类最高利益与整体利益。

生态与环境伦理观提倡以下基本道德概念和行为规范。

第一，将以人为中心的观念转变为人与自然和谐共存的观念，牢固树立地球是人类的生存家园，大自然是人类生存之根，万物是人类生存之友的观念。

第二，从支配、征服自然的生产方式转向可持续发展的生产方式。

第三，在生活方式上摒弃物质主义和过度的消费，提倡物质生活简朴，追求道德进步和精神升华。

药品的经营与消费也有一个生态道德观的问题，具体表现在野生药材资源的保护与药品、保健品的消费等方面。

野生药材与生态伦理。几千年来形成的中国传统的中医和中药是中华民族的瑰宝，虎骨、犀牛角、人参、鹿茸等野生动植物成为中药中的珍品。在人类现代化的进程中，许多珍贵的物种已经消失。20世纪 80 年代中期，我国国务院颁布的《野生药材资源保护条例》规定：虎骨、豹骨、羚羊角、鹿茸等属于濒临灭绝的物种产物，禁止采猎；对野山参、熊胆、甘草、黄连、厚朴、蛤蚧、穿山甲、蕲蛇等资源处于衰竭状态的物种，限制采猎，并鼓励家种家养。

药品生产、经营企业应自觉地认识到生态环境保护的重要性，主动开展科学研究，寻找珍稀药材的替代品种和人工制成品；对滥砍滥伐、滥捕滥杀的违法行为和不道德行为进行举报或谴责。同时，作为一个道德的消费者，应改变用药习惯，减少购买或拒绝使用野生药材，反对破坏环境、有违生态道德的行为。

第二节 礼尚往来情意在——
药品经营者道德规范 微课2

PPT

 实例分析 5-2

实例 某地报纸出现一令人痛心的标题："药店售货员生熟不分，老汉命丧黄泉"。说的是药店售货员违背中药配制的基本要求，将处方中"附子"一味药，配制为生附子。由于生附子是毒性中药材，致使老汉服药后死亡。中药销售管理中明确规定：中药配制时，未写"生"字，当配炮制品。

问题 评价该药店售货员的行为。作为药学技术人员，应遵循哪些职业道德规范？

答案解析

一、零售药店药学技术人员道德规范

零售药店经营者包括企业负责人和药学技术人员，2016 年修订的《药品经营质量管理规范》第一百二十五条规定：企业法定代表人或者企业负责人应当具备执业药师资格。药学技术人员是直接面对消费者的，他们与消费者的道德关系是药品经营者的基本道德关系。在零售药店内从事与药品销售质量管理和药学服务有关工作的人员，应依法取得药学（中药学）专业技术资格、执业资格，包括技术职称系列的（中）药士、（中）药师、主管（中）药师、副主任（中）药师、主任（中）药师，执业资格的执业（中）药师等。其中，所有提供药学服务的人员中，执业药师应取得国家规定的《执业药师注册证》，其他药学技术职称人员须经省级药品监督管理部门特许可以执行药店药学服务业务的方可上岗。

（一）执业药师的道德规范

执业药师是指经全国统一考试合格，取得《执业药师资格证书》并经注册登记，在药品生产、经营、使用单位中执业的药学技术人员。根据执业药师资格认证中心发布的信息，截至 2020 年 12 月底，全国执业药师注册人数为 594154 人，同比去年增加 78151 人。每万人口执业药师人数为 4.2 人（已达到《"十三五"国家药品安全规划》每万人口执业药师人数超过 4 人的目标要求）。注册于药品零售企业的执业药师 541264 人，占注册总数的 91.1%。注册于药品批发企业、药品生产企业、医疗机构和其他领域的执业药师分别为 34329、3929、14514、118 人。可见我国执业药师的主要工作岗位集中在药品零售领域，直接面向消费者，为其提供药学服务。

我国于 1994 年开始实行执业药师制度，2006 年，中国药师协会颁布了《中国执业药师职业道德准则》，为便于贯彻实施《中国执业药师职业道德准则》，规范执业药师的执业行为，2007 年，特制定《中国执业药师职业道德准则适用指导》，可以说，我国执业药师的伦理道德建设是与执业药师制度同步发展与完善的。

我国执业药师职业道德准则的具体内容如下。

1. 救死扶伤，不辱使命 执业药师应当将患者及公众的身体健康和生命安全放在首位，以专业知识、技能和良知，尽心、尽职、尽责为患者及公众提供药品和药学服务。

2. 尊重患者，平等相待 执业药师应当尊重患者或消费者的价值观、知情权、自主权、隐私权，对待患者或消费者应不分年龄、性别、民族、信仰、职业、地位、贫富，一视同仁。

执业药师应当满足患者的用药咨询需求，提供专业、真实、准确、全面的药学信息，不得在药学专业服务的项目、内容、费用等方面欺骗患者。

3. 依法执业，质量第一 执业药师应当遵守药品管理法律、法规，恪守职业道德，依法独立执业，确保药品质量和药学服务质量，科学指导用药，保证公众用药安全、有效、经济、适当。

具体要求如下：执业药师应当按规定进行注册，参加继续教育，并依法执行药学服务业务。执业药师应当客观地告知患者使用药品可能出现的不良反应，不得夸大药品的疗效，也不得故意对可能出现的用药风险做不恰当的表述或做虚假承诺，执业药师应当凭医师处方调配、销售处方药，应对医师处方进行审核，确认处方的合法性与合理性，在确认签字后依据处方正确调配、销售药品。执业药师应当恪守独立执业、履行职责的原则，拒绝任何明显危害患者生命安全或身体健康、违反法律或社会伦理道德的购药要求。执业药师应当关注药品不良反应并注意收集药品不良反应信息，自觉严格执行药品不良反应报告制度。

4. 进德修业，珍视声誉 执业药师应当不断学习新知识、新技术，加强道德修养，提高专业水平和执业能力；知荣明耻，正直清廉，自觉抵制不道德行为和违法行为，努力维护职业声誉。

具体要求如下：执业药师应当遵守行业竞争规范，公平竞争，自觉维护执业秩序，维护执业药师的职业荣誉和社会形象。执业药师不得有下列行为：以贬低同行的专业能力和水平等方式招揽业务；以提供或承诺提供回扣等方式承揽业务，利用新闻媒介或其他手段提供虚假信息或夸大自己的专业能力；私自收取回扣、礼物等不正当收入；采用有奖销售、附赠药品或礼品销售等销售方式向公众促销药品；干扰、误导购药者的购药行为；利用执业药师身份开展或参与不合法的商业活动。执业药师应当对涉及药学领域内任何成员的不道德或不诚实的行为以及败坏职业荣誉的行为进行揭露和抵制。

5. 尊重同仁，密切协作 执业药师应当与同仁和医护人员相互理解，相互信任，以诚相待，密切配合，建立和谐的工作关系，共同为药学事业的发展和人类的健康奉献力量。

具体要求如下：执业药师应当尊重同行、同业互助、公平竞争，共同提高执业水平，不应诋毁、损害其他执业药师的威信和声誉。执业药师应当加强与医护人员、患者之间的联系，保持良好的沟通、交流与合作，积极参与用药方案的制订、修订过程，提供专业、负责的药学支持。执业药师应当与医护人员相互理解、以诚相待、密切配合，建立和谐的工作关系。发生责任事故时应分清自己的责任，不得相互推诿。

(二) 药品零售药店药师道德规范

在零售药店，药学人员要直接面对购药者，药师作为道德行为的主体，服务态度、工作作风、同情心、努力程度等影响消费者的满意程度。针对药品零售的特点，药品零售药店药师道德行为规范他们分别涵盖着药师工作态度、药师职业形象、药师与购药者的关系、药师的社会责任等方面的内容，概括为以下四个方面。

1. 一心赴救，一丝不苟　药师是崇高而光荣的职业，负担着施药救人的重任，每一份药品的出售都维系服药人的健康与生命。药师要时时处处培养"人的生命是最可宝贵的"这一生命伦理观念，即中国古代药物学家孙思邈提出的"一心赴救"，在现代可以理解为：最大程度地满足购药者的需要。药师出售药品时，应主动询问病情，仔细核对处方，一丝不苟配药，决不能存半点马虎与懈怠，保证销售的药品准确无误。药师还应努力提高专业知识水平，正确合理地指导患者用药。

2. 热情礼貌，真诚可信　销售人员在出售商品时要求热情认真，礼貌待客，药学人员不同于一般的售货员，购药者对药师还提出了更高的角色要求和期望。从患者角度看，药师应当具有较高文化修养与医德修养；仪表端庄、行为文明；用药咨询科学有理，态度真诚可信；不是一意推销药品，确实设身处地为购药者考虑。

3. 相互尊重，平等待人　药师要具有人人平等的价值观念，尊重患者的权利，不要以施恩者自居，医药人员要全心全意为患者服务。

4. 忠于职守，尽责社会　现代药师职业道德要求药师除了要对患者负责之外，还应对社会负责。在执业时应宣传普及科学知识，帮助患者掌握如何科学用药，要为提高全民族的科学素养尽一份力。

即学即练 5 - 1

答案解析

"具有人人平等的价值观念，尊重患者的权利，不要以施恩者自居"。是哪一种零售药店药师道德规范的体现

A. 一心赴救，一丝不苟　　　　B. 热情礼貌，真诚可信

C. 相互尊重，平等待人　　　　D. 忠于职守，尽责社会

E. 尊重同仁，密切协作

二、医药代表的道德要求

药品经营伦理在约束医药企业的同时，也对药品经营者的行为提出了更高的道德要求，药品经营者主要包括药品经营企业的医药代表和零售药店的负责人和药学技术人员等。医药代表是代表制药公司或销售公司向医务人员宣传推销本企业药品的专业人员，医药代表不仅要严格执行国家有关的法律、法规，还应具备良好的职业素质和职业伦理观，自觉规范自身的行为。

首先，医药代表要向医生、患者推荐安全、有效、经济和优质的药品。医药代表作为制药企业与医生、患者之间传递科学的医药信息的桥梁，必须为自己介绍的产品信息负责。

第二，医药代表在工作中必须恪守诚实守信原则，应实事求是向医生推荐自己的产品，不应该有隐

瞒严重缺陷、夸大疗效、虚报含量和其他技术指标的行为，不应该为了追求销量而以利益诱使医生开"大处方"。

第三，医药代表应该坚决抵制违反国家政策法规的促销行为，在药品推广的工作中坚持专业化的推广方式，不得以药品促销为附加条件来赞助任何会议。

 知识链接 ----------------------------------

"医药代表"纳入国家职业分类大典

"医药代表"作为新职业正式纳入 2015 年版《中华人民共和国职业分类大典》，其职业代码为 2 - 06 - 07 - 07。职业定义：代表药品生产企业，从事药品信息传递、沟通、反馈的专业人士。工作任务：制订医药产品推广计划和方案；向医务人员传递医药产品相关信息；协助医务人员合理用药；收集、反馈药品的临床使用情况。

建立医药代表职业的目的，是要使其发挥正能量作用、促进医药生产企业与医疗机构的信息交流和深度沟通，保证药品使用的安全性和有效性，同时，规范医药行业行为，促进医药企业的发展。

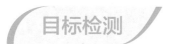

答案解析

最佳选择题

1. 关于社会主义市场经济中公认的商业道德原则的叙述下列不正确的是（ ）。
   A. 诚实守信原则　　　　　　B. 公平竞争原则　　　　　　C. 互利原则
   D. 功利原则　　　　　　　　E. 以上均不正确

2. 商业贿赂行为违背了公认的商业道德原则中的（ ）。
   A. 诚实守信原则　　　　　　B. 公平竞争原则　　　　　　C. 互利原则
   D. 功利原则　　　　　　　　E. 均违背

3. 有助于建立真正的"契约经济、信誉经济、法治经济"三位一体经济环境的商业道德原则是（ ）。
   A. 诚实守信原则　　　　　　B. 公平竞争原则　　　　　　C. 互利原则
   D. 功利原则　　　　　　　　E. 专业原则

4. 体现"勿损"、"分享"和"共荣"价值目标的商业道德原则是（ ）。
   A. 诚实守信原则　　　　　　B. 公平竞争原则　　　　　　C. 互利原则
   D. 功利原则　　　　　　　　E. 惠民原则

5. 下列不是药品企业商业道德准则的是（ ）。
   A. 以患者为中心　　　　　　B. 诚信　　　　　　　　　　C. 合法
   D. 责任　　　　　　　　　　E. 功利

6. 代表药品生产企业，从事药品信息传递、沟通、反馈的专业人士是对（ ）的描述。
   A. 执业药师　　　　　　　　B. 医药代表　　　　　　　　C. 中药师
   D. 药师　　　　　　　　　　E. 临床药师

7. 取得国家规定的《执业药师注册证》的人员是（ ）。

A. 执业药师   B. 医药代表   C. 中药师

D. 药师   E. 临床药师

8. 执业药师的首要道德规范表现在（   ）。

A. 尊重患者，平等相待   B. 救死扶伤，不辱使命   C. 依法执业，质量第一

D. 尊重同仁，密切协作   E. 进德修业，珍视声誉

9. 执业药师采用有奖销售、附赠药品或礼品销售等销售方式向公众促销药品，违背了（   ）的道德规范。

A. 尊重患者，平等相待   B. 救死扶伤，不辱使命   C. 依法执业，质量第一

D. 尊重同仁，密切协作   E. 进德修业，珍视声誉

书网融合……

知识回顾   微课1   微课2   习题

（陈　磊）

第六章 药品使用中的伦理

学习引导

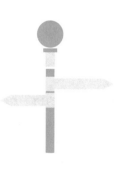

药品使用是药品研制、生产、销售的最终目的，也是医务人员借以实现治疗目的的手段。药品使用的伦理原则是医药伦理原则的具体运用，也是医务人员在药品使用过程中应遵循的准则，包括安全性、有效性、经济性等。

在临床中，药物治疗是主要并常用的治疗手段，具有作用的两重性、用途的多样性等特点。根据临床药物治疗的特点，分别在临床用药、医院药剂工作中有相应的伦理要求。

本章将探讨药品使用的伦理原则及其在临床用药和医院药剂工作中的实践运用。

学习目标

1. **掌握** 药品使用的伦理原则。
2. **熟悉** 临床用药的伦理要求、医院药剂工作的伦理要求。
3. **了解** 滥用药物的危害、药物治疗的特点。

第一节 药品使用的准绳——药品使用的伦理原则

药品使用是药品研制、生产、销售的最终目的，也是医务人员借以实现治疗目的的手段。合理用药的责任重大，因为药品能够治病救人，也可以致病致命。随着医药科技的不断发展和新药的大量出现，由于药品使用而导致的各种问题也随之出现，需要通过加强药品使用环节的伦理道德建设来实现药品使用的安全、有效和经济。

药品使用过程中的伦理原则是医药伦理原则的具体运用，也是医务人员在药品使用过程中应遵循的准则。

一、安全性

"是药三分毒"，这是普通百姓都明白的道理，临床实践的大量报道更是说明了这一点。药物的作用具有两重性，既可以防治疾病，也有不良反应。医务人员在具备扎实的医药学理论知识、丰富的临床经验的同时，还必须充分了解相关的道德要求，并严格遵照执行，努力避免或减轻药物对机体可能产生的不良反应。同时，要坚决抵制使用假药和劣药，不得违规使用麻醉药品、医疗用毒性药品、精神药品和放射性药品，以免流入社会造成不良后果。另外，有一些药物因蓄积、使用时间过长、停药突然、合并用药不合理等，也会威胁患者的健康和生命，作为医务人员应注意这些问题，尽可能降低药物对患者的损害。

二、有效性

在保障患者安全用药的前提下，充分发挥药物的效力是药物治疗的目的。毋庸置疑，除了假药、劣药之外，批准正式生产的药物都应该是有效的。但是，临床实践中影响药物有效性的发挥的因素众多，主要需考虑的因素包含药物因素、患者机体因素和药物治疗依从性。如果非适应证用药，那么药物不良反应就可能伤害患者。而对于部分疾病早期及时的药物治疗，最有可能取得满意疗效，因此针对患者机体特点，把握治疗时机很重要。此外，如果不注意患者的用药心理，导致药物治疗依从性差，那么也会降低药物的疗效。

三、经济性

在保障药物安全性、有效性的前提下，医务人员还应兼顾药物成本和治疗效果，即选择质优价廉且数量较少的药物进行治疗。例如不要随便搭配一些非必需药，更不能开"搭车药"等，便减轻患者的经济负担。医务人员应该坚持经济性原则，对症下药、合理配伍、节约费用、严守法规，不能迎合患者的不合理需要和无理要求。

即学即练 6 - 1

医生借以实现治疗目的的手段是（ 　　 ）。

A. 药品研制 　　　　　　 B. 药品生产 　　　　　　 C. 药品销售

答案解析 　 D. 药品使用 　　　　　　 E. 药品监督

📖 **知识链接** ─────────────────────────

WTO 药物依赖性委员会给滥用药物下的定义是"跟通常的医疗卫生实践不一致，或长期或偶然超量使用与疾病无关的药物。"

滥用药物不但破坏治疗，而且也对有限的医药资源造成浪费，甚至可能导致患者的残疾、死亡。目前，以药物变态反应、毒性反应及药物的"三致"反应（致畸、致癌、致突变）为主要特点的药源性疾病不断增加，其中激素类和精神类药物尤为突出。例如类风湿性关节炎过量使用皮质激素引起糖尿病、骨质疏松、关节畸形甚至致残。

临床上，滥用药物主要集中在两个方面：

1. 与治疗目的不一致的用药 最常见于所谓的"营养药物"及某些中成药制剂。

2. 不合常规的超量使用药物 主要见于抗生素、麻醉性及非麻醉性止痛药物、激素、精神类药物等。

第二节　用道德敲开成功用药之门——
　　　　 临床用药的伦理要求

PPT

药物使用过程中有着严格的临床用药规定。医疗单位和医务人员必须严格遵守职业道德，本着对患者高度负责的态度，正确合理地用药，既要确保疗效，又要防止药源性疾病的发生。

>> **实例分析6-1**

实例 患者，男，60岁，因"咳嗽、发热伴进行性消瘦1个月，咯血2天"就诊。入院后明确诊断：继发性肺结核（浸润性）。入院后经医生予以抗结核及对症治疗20多天后咳嗽、发热等症状有所好转，肝功能复查指标也正常。遂转为门诊，继续给予异烟肼、利福平、吡嗪酰胺抗结核治疗。1个月后，医生嘱咐仍用上述药物治疗。2周后患者开始出现重度黄疸、极度乏力、意识障碍，到当地人民医院住院治疗，诊断为药物性肝炎（重型）。经抢救无效死亡。随后患者家属将主治医生告上法庭，起诉医生从未向患者及其家属告知抗结核药物的毒、副作用，医生则称多次口头嘱咐患者复查肝功能指标。最后经法庭裁决，医生败诉，赔偿患者家属安葬费及精神损失费13万元。

问题 请从伦理学角度分析该医生的临床治疗行为。

答案解析

一、药物治疗的特点

在临床中，药物治疗是主要的治疗手段。通过药物治疗，不仅可以控制患者疾病的发生、发展，还有助于调整、提高患者的抗病能力。与其他治疗手段相比，药物治疗具有以下特点。

1. 作用的双重性 药理学研究表明，任何药物都有治疗作用，能控制某些疾病的发生、发展，减轻痛苦，调整机体的功能，加速健康的恢复，同时也具有不良反应。若用药不当，则可引起药源性疾病，造成不良后果，甚至导致上述案例中的悲剧。

2. 药物剂型与适应证的多样性 药物具有多样用途：

（1）一种药物可以制成片剂、散剂、膏剂等多种剂型，通过口服、注射、外敷、灌肠等方式用于人体，使其发挥治疗作用。

（2）一种药物可能适用于多种疾病，如阿莫西林适用于溶血性链球菌所致上呼吸道感染，也适用于大肠埃希菌所致泌尿生殖系统感染。

（3）多种药物可能对某一种疾病都适用，在药物治疗过程中，需要使用具有相适作用的多种药物联合治疗，例如实例分析6-1中的结核病治疗。

二、临床用药的道德要求

（一）合理用药，严防药品乱开滥用

评价合理用药的标准有五条：①有效，能迅速彻底地治疗疾病；②安全，出现不良反应少；③方便，使用简单方便；④节约，减少患者和单位的经济负担，不浪费医药资源；⑤中西结合，发挥中医药学作用。因此，在临床用药时要遵守以上标准，从患者病情需要出发，既要考虑安全有效，还要方便患者使用，节约医药资源，严防为了医院的经济效益给患者开贵药，或对药品可能在某些患者身上出现的过敏反应和毒、副作用抱侥幸心理，导致事故发生等。尤其是对国家实施特殊管理的麻醉药品、精神药品、毒性药品等，医务人员更要谨慎对待，严格遵守国家特殊药品的管理规范，做到不乱用、错用，认真执行合理使用的有关规定，以防药品对患者产生成瘾性、依赖性或毒性反应。

（二）极端负责，确保用药安全有效

临床医务人员用药应掌握好剂量和疗程，特别是一些药效高、毒性大、安全范围窄、排泄慢的药物更应小心谨慎，以防引起不良反应。在临床药物使用中，合理的联合用药能延长和强化疗效，降低单种药物剂量，减少不良反应，延缓药物耐受性。但配伍不当，滥联合用药则影响药物的稳定性，不仅近期给患者带来危害，也会给日后的治疗设置障碍。因此，医务人员要掌握药物的配伍禁忌，盲目采用"多头堵"、"大包围"，或为追求高的经济效益乱开大药方的现象，是不符合医药伦理要求的。

（三）从长计议，减少药品不良反应

药品既能治病，同时又可能带来毒、副作用。因此，药品的使用既要考虑患者目前疾病的治愈，也要考虑患者身体健康方面的长久利益，注意药物潜在的危害性。个别医生为了显示自己医术高超，喜欢开强效抗菌药品，"一针见效"、"药到病除"，导致患者虽然病情迅速好转，但使用多了，便产生耐药性，为以后用药带来很大的麻烦，也可能给患者身体健康带来隐患。因此，在药物的使用上要掌握原则。尤其在抗菌药物的使用上，要遵循抗菌药物治疗及预防应用指征，合理用药。在进口药、高值药的使用上，能用国产药、一般药就能达到疗效的，就不用进口药、高值药；在同类药品的选择上，要考虑患者的长远利益，尽量选择不良反应小的药品。

（四）解除疑虑，争取患者配合治疗

患者在接受药物治疗过程中，由于缺乏相关医学知识，不了解所用药物功效及不良反应，往往充满疑惑或盲目依从。患者对医务人员的疑虑心理状态，不能主动配合医务人员用药治疗，会直接影响到药物的选用与治疗效果，并对临床医务人员监测患者所用药物的不良反应造成干扰，甚至发生危险。因此，临床医务人员在用药过程中，应当摸清患者心态，对盲目依从者，应当科学教育，使其正确认识并接受规范的药物治疗；对试探怀疑者，应当耐心解释，详细介绍药物的药理作用、适应证、不良反应等，消除患者疑虑，使其主动配合遵医嘱用药并主动配合临床医务人员严密监测不良反应，一旦发现异常，及时采取有效处理措施；对拒绝用药者，不可批评指责、恫吓强迫，应当分析其拒绝用药的原因，做好说服工作，使其解除疑虑，主动接受药物治疗。

（五）严守法规，珍惜医疗资源

处方权是人民给予医生防病治病的一项基本权利。临床医务人员必须严格遵守国家的法律规定，秉公处方，根据病情的需要开药，决不可滥用手中的权力，以药谋私，收受贿赂。医务人员能否正确行使药物的分配权，是衡量医务人员医德水平的重要标志。医务人员在开处方时，必须正视医药卫生现实中的矛盾，从全体人民群众防病治病的需要出发，坚决不开人情方、大处方，能用廉价药治好的，就不开高值药，使有限的医药资源发挥最大的治疗效果。

第三节　用良心做好药——医院药剂工作的伦理要求

医院药剂工作主要包括医院药品的采购、保管、调剂、制剂、药事管理、药学技术服务等工作，是与临床用药密切结合的环节。随着医院药学的发展和国家医疗卫生制度的改革，医院药剂工作的临床药学服务职能会越发突显，今后药师将对临床用药产生更为深刻的影响：药师将深入临床一线工作，与患者的接触更为密切，将对药物治疗方案、用药合理性、不良反应直接提供建议。医院药学人员的道德素养将不断强化，其不仅承担对患者的义务，还要承担对国家、社会的责任。

一、医院药品采购工作的道德要求

药品采购人员对药品质量的把关，不仅关系到医疗效果，影响着医院的声誉和效益，也关系着医疗卫生事业的健康发展。医院药品采购工作是由药剂科具体负责的，药剂科承担着全院医疗、教学、科研的用药相关工作。因此，医院一方面要加强药品的监督管理，同时为药剂科配备业务熟练的药品采购人员，另一方面还要不断加强医德医风教育，使药品采购人员时刻不忘自己的责任和义务，为人民的生命健康把好重要关口。

（一）严格把关，坚持质量第一

药品质量的好坏与治疗疾病的效果有着极为密切的联系。伪劣药品不但不能治疗疾病，反而会导致疾病的加重，或引起其他疾病，严重者会危及生命。国家有相关的药品管理制度，对药品的生产、销售和使用等方面都有严格的规定，药品采购人员应按照国家药品标准或省级药品标准，采购那些质量合格并手续齐全的药品。《药品管理法》第二十六条规定："医疗机构购进药品，必须建立并执行进货检查验收制度，验明药品合格证明和其他标识；不符合规定要求的，不得购进和使用。"；第三十一条规定："药品生产企业在取得药品批准文号后，方可生产该药品。"；第三十二条规定："药品必须符合国家药品标准。"。故药品采购人员在采购药品时，要严格遵守国家有关药品管理法规的规定，坚持质量第一的原则，确保药品的疗效和安全。对那些没有取得批准文号生产的、没有标明有效期的、不符合包装贮藏要求的、国家明令禁止使用等不符合药品管理规定的药品，坚决不予采购。

（二）廉洁奉公，抵制不良风气

由于药品市场竞争的激烈，各药品生产厂家和药品经销单位为了将自己的药品推销出去，使出浑身解数，不惜采用各种手段尤其是经济手段去推销药品。一些药品推销人员以高额回扣为诱饵，将自己的药品打入医院，致使那些价格昂贵、疗效并不确定的药品进入临床使用，既增加了患者的经济负担，又可能延长病痛，同时，也腐蚀了大量的医务人员，败坏了医疗卫生行业的风气。药品要顺利进入医院，药品采购人员是一道最直接的关口，由于其手中所拥有的权力，药品采购人员面临着巨大的考验。因此，药品采购人员要时刻提醒自己，在人民利益和个人私欲之间要保持清醒的头脑，坚决抵制不正当的销售行为，将药品采购的每一个环节都透明化，通过药品采购这个环节，让质量高、疗效好、价格实惠的药品进入临床使用，将患者的利益放在首位，以提高医院的声誉和效益，从而也推动整个医药市场的规范和健康发展。近年来，各省市药品网上集中采购模式不断推进，使得医院药品采购与管理工作趋向规范合理。

（三）勤学苦练，保证工作质量

药品采购工作是一项综合运用各方面知识的工作，既需要采购人员具有一定的经营管理知识，又要求具有药品方面的知识，还要熟悉医院的整体用药情况，这样才能明确医院所需药品的数量、规格、品种等，有计划地进行药品的采购，保证满足临床用药的需求，又不积压药品，并且确保药品的质量和药品价格的合理。这就对药品采购人员提出了较高的要求，要努力钻研业务，不断学习新的经营管理知识和理念，掌握药品的基本知识，熟悉药品管理法规，熟悉医院的临床用药情况。在科技迅猛发展的今天，新药不断出现，对药品采购人员更是提出了挑战。药品采购人员只有不断地学习新的知识，掌握药品质量监控的新技术、新方法，才能及时考察药品的质量、疗效和不良反应，为临床推荐质量高、疗效好的新药，并紧随医院药品信息化建设推进，使医院药品采购与管理工作更为科学、有效。

二、医院制剂工作的道德要求

（一）遵守国家法规，保证药品的合法合理配制

对于医院的制剂，我国《药品管理法》第二十五条明确规定："医疗机构配制的制剂，应当是本单位临床需要而市场上没有供应的品种，并须经所在地省、自治区、直辖市人民政府药品监督管理部门批准后方可配制。配制的制剂必须按照规定进行质量检验；合格的，凭医师处方在本医疗机构使用。特殊情况下，经国务院或者省、自治区、直辖市人民政府的药品监督管理部门批准，医疗机构配制的制剂可以在指定的医疗机构之间调剂使用。"，医院制剂必须是经过有关部门批准的，并要严格执行制剂的标准。任何未经批准进行制剂配制的，都是违法的行为，更是不道德的行为。为此，药剂人员要严格遵守国家法规，合理合法地配制制剂。

（二）坚持公益原则，以服务临床为唯一目的

国家《药品管理法》明确规定："医疗机构配制的制剂，不得在市场销售。"因此，医院自配制剂，必须坚持为医疗和科研服务的方向，生产医疗和科研需要而市场又没有供应的制剂，坚持自用的原则，不得进入市场。如果医院擅自将自己的制剂投入市场，以赢利为目的，这样的行为既是不符合道德要求的，也是违反国家《医院制剂管理办法》的。

（三）遵守制剂规范，确保质量符合用药要求

我国《药品管理法》第二十四条规定："医疗机构配制制剂，必须具有能够保证制剂质量的设施、管理制度、检验仪器和卫生条件。"。医院必须按照规范进行配方制剂的生产，对各个环节要严格控制，确保生产的制剂质量合格，并要按规定进行质量检验，合格后方可在临床使用。但在实际工作中，因所配制剂不合格，给患者带来痛苦和损失的事例却时有发生。对此，医院应该一方面通过制定相关的制度，另一方面通过加强医务人员的职业道德教育来保证制剂的质量。医院制剂虽然使用范围小，但也要遵循国家的相关法律法规，避免任何差错的出现。

三、医院调剂工作的道德要求

医院调剂工作是一项繁重而又责任重大的工作，是保证患者用药安全和有效的最后一道关口。因此调剂人员应做到以下三点。

（一）体贴患者，减轻痛苦

调剂工作是直接为患者服务的，关系到药剂工作的信誉。因患者在肉体上遭受疾病的折磨，担心疾病能否治愈等等，在精神上思虑重重，负担较重。在这种情况下，调剂人员首先应有高度的责任心，对患者体贴入微，急患者之所急，想患者之所想，帮患者之所需。尽量为患者提供满意的调剂服务，尽量缩短发药时间，使其精神愉快，保持良好的精神状态。

（二）认真审方，准确调配

处方是临床医师辩证论治的记录和医院药剂科（药房）调配用药的依据。《药品管理法》第二十七

条规定："医疗机构的药剂人员调配处方，必须经过核对，对处方所列药品不得擅自更改或者代用。对有配伍禁忌或者超剂量的处方，应当拒绝调配；必要时，经处方医师更正或者重新签字，方可调配。"。调剂人员的职责是审查处方、审批药价、处方编号和填写药袋与瓶签。调剂人员接方后，要认真审核处方内容，尤其是处方正文更要仔细审查，看药名是否无误、用药量是否准确、用药方法是否恰当、药物配方是否合理等等。认为存在用药安全问题时要及时和医生联系，千万不能擅自改写处方。为做好这些工作，调剂人员要加强调剂基本功的训练，熟悉药品的名称、剂型、用法用量、配伍禁忌等。没有扎实的基本功，调剂工作质量就难以保证。例如中药销售管理中明确规定：中药配制时，未写"生"字，当配炮制品。某地曾出现一例事故，药店售货员未掌握中药配置的基本知识，将处方中"附子"一味药，配制成生附子。由于生附子是毒性中药材，致使患者服药后死亡。

调配中药时剂量要准确，不能"一手抓"，凭经验"天女散花"。特别是剧、毒药更应仔细称量，煎药时方法和服法等均应有明确区别和注明，如先煎、包煎、冲服等。化学药品配方时，应按医生所嘱的药名、剂量和药量给药，写明用法，不能随意更改药名和剂量，以免发生用药事故。

当前联合用药的现象比较突出，调剂人员要注意所产生药理的、物理的及化学的作用，只有对患者高度认真负责，才能保证调配的药品准确无误，尽快解除患者的痛苦。

（三）反复核对，交代清楚

调配处方是一项繁重而细致的工作。医院门诊每天要接待大量患者，一名调剂人员可能要调配几十甚至几百张处方，繁重又机械化的流程容易让人感到疲劳和厌烦，因此，配方时应耐心细致，遵守调配技术常规和操作规程，细心核对调配药品是否和处方一致，并由第二人审核签字。发药时要语言通俗、语气亲切、百问不厌，并耐心向患者交代清楚服用方法和注意事项。对老人、孩子和文化程度较低的患者，更要耐心细致地交代清楚，以防意外发生。例如某地农村一位老人患胃病多年，到省城某大医院看病，经医生诊治后配发药品一瓶。回家后发现瓶内还装有一小袋丸状物，遂配合药物一起吞服。几天后胃病加重。再次赶往省城，经医生仔细询问，才知道患者不识字，将药品干燥剂一并吞入。虽然这只是极个别现象，但只要调剂人员多一些责任，多一些耐心，就可能避免类似事故的发生。

即学即练 6 - 2

医院调剂工作是直接为（　　　）服务的。

A. 医生　　　　　　　B. 药剂部门　　　　　　C. 检验部门

D. 患者　　　　　　　E. 药品监督部门

答案解析

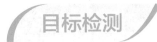目标检测

答案解析

一、最佳选择题

1. 在临床中，主要常用的治疗手段是（　　　）。

A. 手术治疗　　　　　B. 药物治疗　　　　　　C. 康复治疗

D. 心理治疗　　　　　E. 针灸治疗

2. 医院调剂工作是直接为（　　　）服务的。

A. 医生　　　　　　　　B. 药剂部门　　　　　　C. 检验部门

D. 患者　　　　　　　　E. 住院处

3. 在保障药物安全性、有效性的前提下，医药服务人员应该给患者选择（　　　）。

A. 昂贵的药　　　　　　B. 便宜的药　　　　　　C. 稀缺的药

D. 进口的药　　　　　　E. 质优价廉的药

4. 要达到药物的合理配伍，医药服务人员首先要掌握药物的（　　　）。

A. 名称　　　　　　　　B. 配伍禁忌　　　　　　C. 用法

D. 用量　　　　　　　　E. 副作用

5. 医院药品采购工作是由（　　　）具体负责。

A. 财务科　　　　　　　B. 药房　　　　　　　　C. 检验科

D. 药剂科　　　　　　　E. 后勤科

6. 医院制剂工作以（　　　）为唯一目的。

A. 服务科研　　　　　　B. 服务药品零售企业　　C. 服务临床

D. 服务制药企业　　　　E. 服务教学

7. 药品使用过程中的伦理原则是医学伦理原则的具体运用，包括以下哪个原则（　　　）。

A. 安全性原则　　　　　B. 有效性原则　　　　　C. 经济性原则

D. 最优化原则　　　　　E. 安全性、有效性和经济性原则

8. 药物治疗是主要的治疗手段，具有（　　　）特点。

A. 作用的两重性　　　　B. 用途的单一性　　　　C. 治疗的简便性

D. 费用的经济性　　　　E. 患者的依从性

二、简答题

1. 简述临床用药的伦理要求。

2. 简述医院调剂工作的道德要求。

书网融合……

知识回顾

微课

习题

（蔡　瑜）

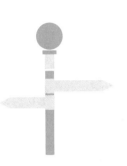

学习引导

千百年来，人类从未停止过对自然与自身活动的探索，科学研究在探索的过程中萌芽并不断发展。医药科研以追求真理、改善人类的生命质量为活动目的，与人性的基础层面——伦理道德紧密相关。

历史上神农尝百草、古希腊名医希波克拉底的著名誓言、维萨里甘冒"盗尸犯"罪名而成就《人体构造》、李时珍历时27年艰辛完成《本草纲目》、药王孙思邈呕心沥血完成的《千金要方》，无不体现着医药探索与研究过程中的伦理与道德。医药科研道德是医药人员协调医药科研中人与人、人与社会各种关系需遵循的行为规范，促进了医药科研顺利发展并保证医药科研的目标得以实现。

本章将认识和探讨医药科研的道德基本要求、临床前的理论研究及药物临床试验过程中的伦理道德。

📖 学习目标

1. **掌握**　医药科研道德的基本要求、药物临床试验的伦理原则。
2. **熟悉**　动物福利和"3R"原则、医药伦理学的三个里程碑。
3. **了解**　临床前研究、药物临床试验相关概念

第一节　医药科研中人性的坚守——医药科研道德的基本要求 🅔微课

PPT

 实例分析 7 – 1

　　实例　1958年到1964年间，美国儿科医生索尔·克鲁曼为了研究乙肝病毒的传播途径，把一名乙肝患者的血清注射给了精神病院的25名弱智儿童，导致24人感染。据此，索尔·克鲁曼得出了乙肝病毒可经血传播的结论。索尔·克鲁曼又将乙肝患者的血清稀释加热，发现乙肝病毒可被灭活，但表面抗原活性仍然存在，他因此研发出人类历史上的第一支乙肝疫苗。为了验证疫苗的活性，他先将疫苗注射给弱智儿童，再给孩子注射未灭活的含病毒血清，其结果证实了疫苗可以让接种者获得对乙肝病毒的免疫力。后有报道证实，索尔·克鲁曼的科

答案解析

研团队曾经威胁过家长，如果不参与试验，孩子将会被赶出精神病院。

问题 虽然索尔·克鲁曼对科学的贡献是杰出和伟大的，但应如何看待该案例中的伦理道德问题？

一、医药科研道德

（一）医药科研道德

医药科研是人类科研的一个重要组成部分，医药科研道德是处理研究人员与研究对象之间、研究人员之间、研究人员与社会之间关系应遵循的行为准则和规范。医药科研道德的基本原则是造福人类。

（二）医药科研的特点

医药科研是一种探索人体生命本质和疾病相互转化规律，并寻求预防、治疗疾病药物及技术的认知活动过程。其主要任务是揭示生命的本质、阐明疾病的发病机理、探寻治疗疾病的方法；最终目的是维护和促进人类的生命健康。医药科研除了一般科学研究所具备的客观真理性、社会实践性、理论系统性、动态发展性等基本特性以外，还有其特殊性。

1. 科研人员的特殊性 从事医药科研的人员都是按照医学、药学专业要求培养的具有一定的专业知识和技能的专业人员。医药科研人员不仅需要在自身研究领域发挥创造力、探索精神，由于现代医药创新往往是多学科交叉、综合、渗透的结果，所以更需要在不同研究领域交叉渗透。

2. 医药科研项目的特殊性 医药科研工作是在传统的经验医学基础上发展而来。自20世纪90年代以来，循证医学得到世人广泛重视并迅速发展，治疗标准、疗效评价体系得到不断完善。循证医学的重点就是找寻最佳的证据来指导临床医疗实践，换言之，循证医学就是"证据的医学"。在循证医学的基础上的医药科研项目也具有其特殊性。①研究对象特殊。医药科研的研究对象主要是实验动物和人。动物实验已成为一种熟练的规范化过程，为人类的健康和科学的进步做出了重要的贡献。遵循有关实验动物的伦理、福利和法律事宜，是医药科研人员必备素养；生命的不可逆和珍贵决定了医药科研须谨慎对待研究对象。而由于人类的复杂性，所以在医药科研过程中，不仅要研究人的生物学因素，还应考虑心理因素、社会因素、环境因素对人体的影响。②研究方法复杂。医药科研不能随意进行人体试验，只能先用动物实验进行模拟研究。但动物实验结果与人体试验结果差异较大，只能作为人体的一种参考。随机、对照、反复是医药科研方法所必须遵守的原则。③研究内容庞大且复杂。医药研究既要探索生命本质、疾病发展规律，还要寻求防治药物及技术，其研究内容庞杂而永无止境。

（三）医药科研道德的意义

医药科研人员提高医药科研道德修养，是科研职业道德原则和规范得以转化为科研人员内在道德品质的最基本、最重要的环节。其意义主要表现在以下几方面。

1. 树立正确价值观，确保医药科研的正确方向 医药学从诞生之日起，其目的就是要了解各类疾病发生、发展的过程和规律，寻找战胜疾病的途径和方法，为维护和促进人们的健康服务。要达到这一目的，不仅要依靠广大医药科研人员的智慧，而且还要依靠他们高尚的道德情操。否则，道德的丧失会使人们背离医药学的目的，给人类健康和生命带来极大危害。比如有些医药科研人员，为了个人利益冒名造假，或利用医药技术手段非法谋取个人利益。因此为了确保医药学科研的正确方向，必须坚守医药科研道德，树立医药科研道德的正确价值观，确保道德底线，从而使医药科研活动沿着为人类造福的正确方向发展。

2. 提升思想道德修养，促进医药科研的健康发展 医药科研关系人类生老病死，牵涉复杂的系统知识，且理论和实践难度大，若没有高尚的道德作为精神支持，难以坚持。当今世界的医药技术日新月异，应针对患者或科研工作中的实际而不是考虑如何成就个人名利，不顾后果采取一些非道德的行为选择，给患者或医药学发展带来极大的危害。可见，从事医药科研的工作人员，一定要不断加强自身的思想和道德修养，把握住医药科研的正确方向，保证医药科研在健康的道路上不断发展。

3. 激励科研人员进取，调动医药科研人员的积极性 现代医药科技发展突飞猛进，分子生物学、分子遗传学、计算机科学技术等等，都为医药学的研究开拓了许多崭新的途径和领域，使得医药学研究的内容不断丰富和完善。同时也带来了如：现代医疗活动中如何调整医患之间的关系？如何调整医药人员与社会的关系？如何使用新技术才符合社会道德要求和规范，等等问题，迫切需要医药人员尤其是医药科研人员做出合理的回答或解释。只有具备高尚的道德修养的医药科研工作者才能面对科研征途中的各种困难与挑战。可见，培养高尚的道德品质，是激励每位医药科研人员在医药事业中获得成就的内在驱动力。

二、医药科研工作中的基本道德要求

（一）以人为本

科学发展观突出人作为社会发展的主体，只有坚持"以人为本"，才能充分发挥人的积极性、主动性和创造性，从而产生推动各项工作不断发展的强大动力。医药科研以人为本就是要正确地认识和处理人与其它生产要素的辩证关系，尊重人的基本权利。只有在"以人为本"基础上，树立"我为人人，人人为我"的科研意识，才能成就自己，激励他人，促进科研团队的和谐发展，从而为社会谋求更多福利，造福于百姓。如人工耳蜗之父—美国豪斯医生，其发明的人工耳蜗使得无数失去听力的人再次回到有声世界。更令人肃然起敬的是，因为不想限制其他研究者的借鉴与发展，他放弃了暴富的机会，没有对耳蜗技术申请专利。美国国家听力评估和管理中心创办人卡尔·怀特曾说："没有豪斯医生的贡献，耳蜗植入技术的发明可能还会推后 10 年，他是这个领域的先驱。"马克思也曾说过："如果我们选择了最能为人类福利而劳动的职业，那么，重担就不能把我们压倒，因为这是为大家而献身；那时我们所感到的就不是可怜的、有限的、自私的乐趣，我们的幸福将属于千百万人。"正是这些前辈"以人为本"、孜孜不倦的努力，医药领域才得以不断发展。

（二）实事求是

"实事"指客观存在的事物或事件，"求"指的探索客观事物发展的规律，"是"指的规律或经验本身。科学本来的目的是探索真理，科学研究最讲究实事求是，通过表象看本质按照客观规律办事。只有尊重事实、尊重科学，坚持实事求是，才能真正揭示医药的客观规律。伟大的德国医学家、诺贝尔医学和生理学奖获得者科赫为了找到当时威胁生命的"头号杀手"——结核杆菌，他的手曾长期浸泡在二氯化汞溶液中，变得乌黑发亮，不了解情况的人还以为他得了传染病。在发现结核菌后他又进行体外培养，失败了无数次都毫不气馁，终于摸索到培养方法。与之相反，被誉为韩国克隆之父的黄禹锡论文造假，最终在学术界被判了"死刑"。所以，研究事实、尊重事实，在事实基础上进行科学推理，是医药科研人员所必备的素养。

（三）团结协作

现代科研已经进入到群体创造的时代，单枪匹马打天下的时代已不复存在，任何一项科研工程或项目都是群体合作的结果。因此科研人员必须具有群体团结协作的意识。群体协作意识在本质上是正确对待个人和他人劳动的内在关系。一方面，从历史唯物主义的观点看，科学具有继承性，每一代人的成绩都离不开前人的劳动成果，后代人继承前人的科学成就，在原有基础上向新的高峰攀登。牛顿曾经说过："如果说我看得比别人更远些，那是因为我站在巨人的肩膀上。"这一点在医药学的科研活动中体现尤为明显，没有前人的研究基础，就不可能有后人的研究成果。另一方面，现代科学发展具有更广阔的范围和内涵，也意味着需要更广泛的横向合作。因此，现代科研成果也是同代人共同劳动的结晶。例如，胰岛素的发明者班廷把自己所得的诺贝尔奖金分了一半给他的助手贝斯特，他说："在我这一份中，你是同我在一起的，永远如此"。他们所具有的团队协作精神为他们的成功奠定了基础，推动了科学的进步和发展。

即学即练 7－1

答案解析

马克思曾说过："如果我们选择了最能为人类福利而劳动的职业，那么，重担就不能把我们压倒，因为这是为大家而献身；那时我们所感到的就不是可怜的、有限的、自私的乐趣，我们的幸福将属于千百万人。"这句名言说明了科研要（　　　　）。

A. 团结协作　　　　B. 实事求是　　　　C. 以人为本

D. 仁爱之心　　　　E. 诚信严谨

三、医药科研人员的基本素养

（一）敬畏生命的仁爱之心

医乃仁术，非仁爱之士，不可托也。医药科研人员必须满怀对人类和生命的热爱与崇敬，愿意为挽救和维护人类的生命和健康贡献自己的毕生精力。只有满怀对人类生命的高度责任感和爱心，医药科研人员才有可能克服无数困难，开拓和发展医药学事业。

（二）知责尽责的奉献精神

医药科研是一种艰苦探索的活动过程，需要科研人员付出巨大的艰辛和努力。马克思说："在科学的入口处，正象在地狱的入口处一样，必须提出这样的要求：这里必须根绝一切犹豫；这里任何怯懦都无济于事。"奉献精神，是中华民族的优良传统美德，是中华民族历久不衰的主旋律。

（三）坚韧不拔的敬业精神

世上任何事业的成就都不可能是一帆风顺的。在通往成功的过程中，总会遇到各种各样的艰难险阻，唯有那些始终锲而不舍、百折不挠的人才能获得最终的成功。1977 年诺贝尔生理和医学奖获得者吉耶曼和沙莉，经过整整 22 年的艰苦奋斗，从上百万只动物的下丘脑中成功分离出几毫克的下丘脑激素；李时珍历尽 27 年才完成《本草纲目》；屠呦呦历经 380 多次的失败，才成功获得抗疟药青蒿素。这些事例证明坚忍不拔、锲而不舍是成就事业的基础，是个人成长的根本前提，更是获得成功的必要条件。

（四）诚信严谨的科学精神

发展医药科学的过程就是探索生命奥秘的过程。每个人的生命仅有一次，对生命的探索过程来不得半点虚假或疏忽。一次小小的失误不仅可能会付出生命的代价，更可能会严重阻碍我国医药科学事业的发展。在这个特殊的领域中，医药科研人员务必具有诚信严谨、一丝不苟、兢兢业业的工作作风。

然而，当前我国正处于社会转型期，医药科技界在取得巨大成果的同时，部分人也出现了投机取巧、急功近利的现象。个别科研工作者在个人利益面前片面追求高产出、快收益的科研成果，牺牲了学术研究的严谨性，严重有悖于科学精神和科研操守。医药科研是神圣而严肃的，容不下投机取巧、浮风躁气。道德的力量是克服急功近利的最重要力量。医药科研工作者应自觉守住道德底线，弘扬诚信严谨的科研道德，做真理的追求者和传播者。

（五）勇于探索的创新精神

医药科研探索的是未知领域，只有勇于进击、敢于探索，才能迈进新的领域。没有探索和创新，科学前进的步伐就会停止。科技创新是一个国家和民族发展的不竭动力，决定了一个国家和民族的生存和发展。真正实现创新，要有挑战权威的决心和信心，克服"习惯性"思维，敢质疑，敢验证，敢实践。早在 3000 年前，人们曾认为放血可将魔鬼逐出体外，放血疗法甚至受到希波克拉底和盖伦等名医的推崇。直到 19 世纪，苏格兰军医亚历山大·汉密尔顿和法国医生皮埃尔·路易开始怀疑这种治疗方式，冒着巨大压力分别对病人进行了放血疗法的对照试验，用科学的结论证明了放血疗法不仅无效，还明显提升了患者的死亡率，使得放血疗法最终退出了历史的舞台。英国杰出的医学家哈维冒着与全社会为敌的压力，发表了血液循环说挑战了盖伦学说。爱因斯坦也说过："科学迫使我们创造新的观念和新的理论。它的任务是拆除那些常常阻碍科学向前发展的矛盾之墙。"所以不论在社会生活中，还是自然科学中，探索和创新必须敢于冲破传统观念的束缚。对医药科研工作者而言，创新不是一句口号，是务必担负的时代使命、责任！

第二节　新药研发的基石——临床前研究伦理

PPT

 实例分析 7-2

实例　经典药物吗啡（morphine）和阿司匹林（aspirin），分别于 1817 年和 1899 年上市，直至今日已有悠久的历史。但阿司匹林批准上市前并没有任何动物实验数据。1806 年德国人赛尔杜纳从鸦片中分离出吗啡，随后赛尔杜纳除了给自身试用吗啡外，还给了 3 位朋友、3 条狗和 1 只小鼠服用，结果 4 位受试人和动物都发生了中枢抑制不良反应，昏睡不醒。1817 年，吗啡作为镇痛剂上市，上市前也没有一套颇具说服力的动物实验数据。

问题　1. 动物实验这一环节必不可少吗？有何意义？
　　　　2. 你如何看待临床前研究过程中对动物的权利的保护？

答案解析

新药研发的任务是预防和治疗人类的疾病，促进人类的健康。为了尽可能研发出安全有效的药物，几乎所有药物在进入人体临床试验之前，都在动物身上进行过实验。实验动物作为人的替身，是药物安全性和有效性的首要检验载体。动物实验的数据为后续的药物临床试验提供了重要参考依据。在现代新药研发过程中，动物实验被广泛应用与投入，对新药的研发具有重要的意义。

一、新药临床前研究相关概念

1. 实验动物　实验动物是指经过人工培育，对其携带微生物和寄生虫实行控制，遗传背景明确或者来源清楚，用于科学研究、教学、生产、检定以及其他科学实验的动物。

2. 实验用动物 实验用动物指一切能用于科学实验的动物，除了实验动物外，还包括野生动物、经济动物和观赏动物。通常把上述凡能用于科学实验的动物统称为实验用动物。

3. 动物实验 动物实验是以标准的实验动物为对象的科学研究，观察实验过程中实验动物有关器官的组织形态改变、机能反应变化及其发生发展规律，以探讨或检验生命科学中未知因素的专门活动。

4. 药物研发过程 整个药物研发过程一般需要十多年时间，包括五个过程：实验室开发、申报临床、临床试验、申报生产和上市。其中实验室开发又包括候选药物的研发和临床前研究两个部分的内容。

5. 临床前研究 临床前研究是指药物进入临床研究之前所进行的化学合成或天然产物提纯研究、药物分析研究，药理学和毒理学研究以及药剂学的研究。包括：药物的制备工艺、理化性质、纯度、检验方法、处方筛选、剂型、稳定性、质量标准、药理、毒理、动物药代动力学等研究。

二、新药临床前研究的伦理要求

在新药研发过程中，动物实验必不可少，动物实验的伦理问题长期以来一直备受争议。动物也是生命，应享有生命权。人类也逐渐认识到应尊重生命善待动物，在实验过程中使用尽可能少的动物及尽可能降低动物的疼痛和不安状态。为此，很多国家建立了相关的法律法规以规范研究者在动物实验过程中人道的、科学的对待实验动物。关注并遵循动物伦理、福利、法律事宜，不仅是每位医药科研工作者所必须践行，也是社会文明进步的体现。

（一）国内外动物伦理的起源

英国是最早关注动物伦理的国家，1822 年，人道主义者查理·马丁提出了《禁止虐待动物法令》并顺利在英国国会通过，这就是著名的《马丁法案》。该法案规定对动物进行殴打、不良对待、过份使用、虐待、酷刑折磨或促使上述行为发生，均属犯罪。1850 年以后，有关动物福利的法律开始关注利用动物做科学实验其他实验的动物保护问题。英国议会在 1876 年通过了《防止动物虐待法》，这是第一部与实验动物有关的法案。随后英国政府又出台《实验动物法》，明确规范了如何使用实验动物，如何减少实验动物的痛苦。1873 年，美国出台第一部反动物虐待法律《二十八小时法》。1966 年，颁布了《动物福利法》保障用于研究或实验目的的动物的福利，随后该法案经过多次修订。

我国 1988 年通过了《中华人民共和国野生动物保护法》，这是我国第一部保护动物的法规。同年又出台了我国第一部实验动物管理法规《实验动物管理条例》，期间经过 3 次修订，目前最新版本为 2017 年版。

即学即练 7-2

世界上第一部关于防止虐待动物的法令是（　　）。

A. 防止动物虐待法　　　　　B. 马丁法案　　　　　C. 实验动物法

D. 动物福利法　　　　　　　E. 二十八小时法

答案解析

（二）动物福利及"3R"原则

1. 动物福利 动物福利指的是尊重动物的权利，保护生态环境，促进人与动物协调发展。动物福利主要包括：生理福利，即无饥渴忧虑；环境福利，即让动物有适当的居所；卫生福利，即尽量减少动物的伤病；行为福利，即保证动物表达天性的自由；心理福利，即减少动物恐惧和焦虑的心情。动物福利更多的是关注动物生命的质量。动物福利观不反对利用动物，但反对不科学、不合理、不道德的利用动物。通常人们认为，动物福利所关注的动物为几大类与人类关系极为密切的动物：家禽、伴侣动物（包括宠物）、圈禁动物、役用动物、用于体育娱乐动物、实验动物等。

2. 动物福利基本原则　目前，各国科学家、伦理学家、动物保护人士以及科学管理人员已达成以下共识：允许人们适当利用动物，但必须维护动物的福利。当前国际上公认的对于动物福利应当遵循的基本原则为"五个自由"原则，即"5F"原则，包括动物生理与心理。

第一，能为动物提供保持良好健康和精力所需要的食物和饮用水，使其享受不受饥渴的自由。

第二，给动物提供舒适的住所，让动物得到舒适的休息，使其享有生活舒适的自由。

第三，避免动物受到不必要的痛苦，对其进行疫苗防预以及生病能及时诊治，使其享有不受折磨、痛苦和疾病的自由。

第四，避免动物遭受精神折磨，使其享有生活无恐惧和无悲伤的自由。

第五，可以给动物提供充足的空间和适当的设施，让它们能和同伴共同生活，使其享有表达天性的自由。

3. "3R"原则　动物福利的概念及相关原则的提出，不仅适用于动物实验，还适用于动物的饲养、生产等，而"3R"原则的内容主要针对动物实验。1959年，动物福利大学联合会（UFAW）的Hume教授在发表的《人道主义实验技术原理》中，第一次全面系统地提出了"3R"原则，"3R"原则是目前国际公认的科学合理人道的原则，也是实验动物伦理的核心理论。"3R"原则的内容即减少（Reduction）、替代（Replacement）、优化（Refinement）三项原则。①"替代"是要求研究人员尽可能使用能够达到同样研究目的的其他手段来代替或避免使用活的动物。②"减少"是研究人员使用较少数量的动物获取同样多实验数据或使用一定数量动物能获得更多实验数据的方法。减少的目的不是为了降低成本，而是用最少动物达到实验目的，是对动物的保护。③"优化"是指研究人员应该采取一切手段改善动物的福利，减少它们的疼痛、痛苦和紧张，例如使用不那么侵害性的技术、实施更好的医疗、提供更好的生活条件等。

第三节　行之有方，用之有度——临床试验伦理道德

PPT

 实例分析7-3

实例　上世纪60年代中期，宾夕法尼亚大学医院的皮肤专家克利格曼博士应邀去费城的霍姆斯堡监狱治疗脚癣。当他看到监狱里众多因犯时，感叹"这真是一个好的皮肤试验田啊"。此后，在多家化学品公司及制药企业的资助下，他开始在监狱对因犯进行多项人体试验。随后，他申请到治疗痤疮的药物全反式维生素A酸专利，这是一种治疗痤疮的药物。2000年，298名霍姆斯堡监狱曾经的因犯状告克利格曼及多家制药厂和化学品公司。原告声称他们受到虐待、剥削、试验未充分公开、试验未征得他们同意，其中一些试验还涉及到传染病、辐射和精神类药物。

问题　这些临床试验是否符合伦理道德？监狱里的因犯是否为临床试验的弱势群体？应如何保护弱势群体的利益？

 答案解析

一、新药临床研究概述

（一）药物临床试验的概念

药物临床研究是指任何涉及人类受试者的，旨在发现或证实试验用药物临床、药理和（或）其他药效学方面的作用，和（或）确定试验用药的不良反应和（或）确定试验用药的安全性和（或）有效性而对其吸收、分布、代谢和排泄进行的研究。

药物临床试验是研究药物安全性及有效性的过程，分为四个阶段。

第一阶段（Ⅰ期）：初步的临床药理学及人体安全性评价，观察人体对于新药的耐受性及药代动力学，为制定给药方案提供依据。

第二阶段（Ⅱ期）：治疗作用的初步评价，初步评价药物对目标适应证患者的治疗作用和安全性。

第三阶段（Ⅲ期）：治疗作用的确证阶段，药品疗效确认的关键阶段，经过该阶段新药可以申请上市。

第四阶段（Ⅳ期）：上市后应用阶段，考察在大规模人群使用下药物的疗效和不良反应。

（二）药物临床试验的意义

在新药的研究开发过程及上市后，临床试验的意义主要包括以下五方面：①评价新药潜在的临床应用价值（安全性和有效性）。②确定新药的最佳使用方法。③为新药评审和注册提供法规要求的申报资料。④为企业制订新药及市场开发决策提供依据。⑤为医生和患者正确使用新药提供依据。药物临床试验应遵循相应的伦理原则与规范、科学性原则和规范、GCP 及现行法规。

二、药物临床试验在医药学发展中的地位和作用

医药科研的目的是为了维护人类的健康利益，其研究成果终究会应用在人的身上。由于实验动物与人的种属差异，临床前研究的实验结果不能直接应用于人类，必须要经过临床人体试验来验证。因此，药物临床试验的重要性远大于临床前研究，因为药物的最基本属性是安全性和有效性，两者是通过药物临床试验这一环节来验证的，这也是上市前的一个不可跨越的重要环节，具有不可替代性，其研究资料和结果是药品监督管理部门进行新药审批的重要内容和依据。古往今来，医药技术的发展没有哪一刻离开过临床试验。药物临床试验是促进医药学发展的重要手段，推动了人类医疗卫生事业向前发展。

三、药物临床试验中的伦理

（一）人类医药伦理学史上三个里程碑

药物临床试验是医药发展的重要手段，但其伦理学的发展却经历了黑暗时期及漫长的过程。历史上第一个臭名昭著的人体试验是 1930 – 1972 年间开展的美国黑人梅毒试验。研究者通过欺骗、利诱等方式纳入梅毒患者为受试者，在已有明确治疗药可以使用的前提下却不给予患者任何治疗，以观察梅毒的发展。无独有偶，在二战时期，纳粹分子对集中营中的活人开展的细菌感染、辐射、低温低压等灭绝人性的试验也被揭露出来。1945 – 1949 年，国际军事法庭在德国纽伦堡对犯下暴行的纳粹医生进行了审判。纽伦堡审判的医学顾问 Leo Alexander 撰写了 6 项判定医药研究合法性的条款，法庭在此基础上增加了 4 条，从而判定纳粹医生犯有"非人道罪"。法庭审判的解释成为了历史上第一部关于人体试验的国

际性伦理指南《纽伦堡法典》（1946）。在纽伦堡法典的十条内容中，有两条格外重要：一条是受试者的自愿同意是绝对必要的。另一条则强调试验要对社会有益，且试验的危险性不能超出人道主义的重要性。

1964 年在芬兰召开的第 18 届世界医学会（WMA）上，由医生们撰写并通过了《赫尔辛基宣言》。《赫尔辛基宣言》是一项国际性的人体试验道德规范文件，它继承和发展了《纽伦堡法典》的精神。《宣言》确定了在药物研究中为保护受试者的权利、安全及健康，医生们应尽的责任。《宣言》的核心为：公正、尊重人格、力求使受试者最大程度受益和尽可能避免伤害。随后，《宣言》经历了 7 次改版，2 次修订。2013 年，在巴西召开了第 64 届世界医学大会，对《赫尔辛基宣言》做出了最新的修订。

在《纽伦堡法典》和《赫尔辛基宣言》诞生之后，美国黑人梅毒试验仍然在开展，该试验严重违反了医药伦理道德标准。直到 1972 年，该试验才因为媒体舆论的力量而停止。随后美国组建了保护参加生物医学和行为学研究受试者委员会，它的职责是鉴定涉及人类作为受试者的生物医学和行为研究的基本伦理原则。该委员会于 1974–1978 年间完成了起草《贝尔蒙报告》、建立伦理审查制度、研究对弱势群体的特殊保护等相关工作。《贝尔蒙报告》中述及人体试验中 3 条基本原则：尊重、有益与公平。《贝尔蒙报告》是对《赫尔辛基宣言》的继承和发展，成为了继《纽伦堡法典》和《赫尔辛基宣言》之后，人类医药伦理学史上的第三个里程碑。

（二）伦理委员会及伦理审查

我国《药物临床试验质量管理规范》（GCP）对伦理委员会定义为"是由医学专业人员、法律专家及非医务人员组成的独立组织，其职责为核查临床试验方案及附件是否合乎道德，并为之提供公众保证，确保受试者的安全、健康和权益受到保护，该委员会的组成和一切活动不应受临床试验组织和实施者的干扰和影响。"。

伦理审查的最终目的是保护受试者。伦理审查以研究是否符合伦理学原则为准则，包括科学性审查和伦理学审查两个部分。在科学性审查中，通过对研究方案、研究者手册等资料的审核，明确研究是否具有充分的基础研究和动物实验资料、是否具有充分的国内外文献资料作为依据、研究设计是否可以满足研究需要、纳入标准和排除标准是否明确、对照组选择是否合理、对照药物选择是否合理、样本数大小是否合理等。在伦理学审查中，主要关注研究者是否具备一定的资质，是否接受过伦理学、GCP 培训；研究的风险/收益比是否可被接受；有无弱势人群的参与以及对弱势人群的保护措施；对于不良事件、严重不良事件的报告、处置方案；对受试者的保密措施；知情同意书是否充分告知了研究的内容和可能存在的风险，是否充分告知了受试者的权益，是否通俗易懂等。

即学即练 7–3

设置伦理委员会并进行伦理审查的目的是（　　　）。

A. 让临床试验更加科学性　　　B. 提高试验结果的准确性　　　C. 新药审批的门槛

答案解析

D. 保障受试者的安全和利益　　　E. 保障实验动物的安全和利益

（三）我国药物临床试验伦理审查的形成

1987 年原卫生部曾有文件要求开展药物临床试验的单位成立伦理委员会审查研究方案。1998 年 8 月国家成立了国家食品药品监督管理局（SFDA），制定和颁布了《新药审批办法》和《药物临床试验质量管理规范》，标志着我国药品临床伦理审查工作法制化。2002 年 SFDA 颁布了《药品注册管理办法》，加大了对伦理审查人员资格的监管力度。2003 年，SFDA 修订了 GCP，在第三章中专门对伦理委员会的工作提出要求。2010 年 SFDA 发布《药物临床试验伦理审查工作指导原则》，指出"伦理委员会对药物临床试验项目的科学性、伦理合理性进行审查，从而维护受试者的权利。"，为保护人的生命和健康，维护人的尊严，尊重和保护受试者的合法权益，规范涉及人的生物医学研究伦理审查工作，2016 年国家卫生和计划生育委员会制定了《涉及人的生物医学研究伦理审查办法》。2019 年修订的《中华人民共和国药品管理法》、2020 年出台的《基本医疗卫生与健康促进法》以及 2020 年修订的《药品注册管理方法》、《药物临床试验质量管理规范》，均强调了临床试验受试者权益和安全的保护，明确了伦理委员会的作用和职责。

药物临床试验的伦理审查对医药事业的发展起到了极大推动作用。伦理审查不仅促进了临床试验合法开展，缓和了医药科学的发展与人体生命健康权的矛盾，还保证了药物临床试验符合伦理要求，维护了受试者的生命安全、尊严和人格。

四、药物临床试验面临的伦理矛盾

药物临床试验过程中，都将面临着多种伦理矛盾。临床试验伦理矛盾的主要表现形式为：主动与被动的矛盾、利与弊的矛盾、社会利益与受试者利益的矛盾及自愿与无奈的矛盾。

1. 主动与被动矛盾　在药物临床试验中，研究者和受试者处于不同的地位。研究者熟悉整个试验过程，对研究结果也有一定预估，处于主动地位。而受试者往往是被动获得信息，被动参与实验过程。研究者应主动向受试者告知详细的试验方案、面临的风险、对策和急救措施，获得知情同意后方可试验。

2. 利与弊的矛盾　药物临床试验的目的是为了提高诊疗水平，医治疾病，但试验本身无法避免对受试者存在风险，往往处于利与弊的矛盾状态中。

3. 社会利益与受试者利益的矛盾　社会利益与病人利益，从根本上看是一致的，但在实践过程中社会利益和受试者利益或多或少又会发生矛盾，需要研究者本着客观的态度，努力协调各方关系，尽可能减小对受试者的伤害，以小的代价获得最大的利益。

4. 自愿与无奈的矛盾　人体试验要求受试者应为自愿参与。但有的受试者是由于金钱、生活所迫而同意或签字的，或是出于对自己疾病救治的期望，在伦理上表现为自愿与无奈的矛盾。

正确处理这些矛盾，权衡利弊，特别是保护受试者的权利，是我们认识药物临床试验的基本着眼点。

五、药物临床试验的伦理原则

1. 尊重原则　尊重原则也可称为尊重自主原则。尊重原则包括尊重受试者的人格尊严，尊重受试者的生命和生命价值，尊重受试者的权利等。研究者应给予受试者完全的尊重，包括尊重受试者或其监护人知情同意的权利。《赫尔辛基宣言》规定："任何以人体作受试者的研究，事先必须把科研目的、方法、预期效益和潜在危险、可能遇到的不适等，全面告知预备受试者。应该告知他或她有拒绝参加科研的自由，并有随时撤销同意的自由。医生因此必须特别注意受试者是否在压力之下、处于依从关系当中给予同意的。在这种情况下，最好由不参加该项研究的医生和完全同这一正式关系分开的医生去取得知情同意。"；《药物临床试验质量管理规范》规定："研究者或其指定的代表必须向受试者，或当受试者无能力表达知情同意时向其法定代理人，说明有关临床试验的详细情况。"受试者享有完全的自主权，有权参加或拒绝该试验，研究者须对其选择保持尊重。

2. 有益和无害原则 有益和无害原则是指在药物试验过程中把有利于受试者利益放在第一位并切实为受试者谋利益，避免受试者受到不应有的伤害。药物临床试验中的药物和治疗方法可能会对受试者产生某些伤害或潜在的危险，研究者应以维护受试者的利益为前提，严格遵守伦理原则。《赫尔辛基宣言》提到："医生不可参与涉及人类受试者的医学研究，除非他们有信心相信对可能造成的危险已做过足够的评估，并可以得到令人满意的管理。当医生发现一项研究的危险会大于潜在益处，或当已得到研究的正面和有益结论性证明后，必须立即停止该项研究。"。受试者利益大于科学或社会利益，研究者务必保障受试者的身心健康、社会影响、经济负担及福利方面的利益。

3. 保密原则 保密守信原则是指研究者在药物临床试验过程中，要保护受试者的隐私权，并遵守诚信的伦理准则。隐私权是指一个人有权掌控何时在何种情况下与他人在何种程度下分享自身（生理、行为或智力方面）的情况。保密性是指保护个人隐私的过程。保密是对受试者隐私权的尊重，也是研究者的义务和责任。赫尔辛基宣言当中提到："必须采取一切措施保护受试者的隐私并对个人信息进行保密。"，泄露隐私可能会导致严重后果，包括侵犯个人权利、丧失尊严的风险。保护受试者隐私可帮助受试者与研究者之间建立信任，有助于减少受试者忧虑，维护其尊严。

4. 公正原则 由于美国黑人梅毒试验事件被揭露，《贝尔蒙报告》最早提出了公正原则，这是《贝尔蒙报告》独立而伟大的贡献。公正原则体现在两个方面，人际交往公正和资源分配公正。人际交往公正是指医生与患者之间地位的平等，并且医生对待不同身份地位的患者应一视同仁，即平等待患。药物临床试验的研究者不能将某些能带来更大的潜在好处的试验只施与某些特定人群，而将某些可能带来更大风险的试验只施与另一些特定人群。资源分配公正要求以公平优先、兼顾效率为基本原则，优化配置和利用医疗卫生资源，即将利益与负担在受试者和研究者之间做出公平分配，对经济与医疗条件差者，应予以帮助。

 知识链接

"糖丸爷爷"顾方舟

脊髓灰质炎又称小儿麻痹症，该病是由脊髓灰质炎病毒引起的严重危害儿童健康的急性传染病，主要侵犯中枢神经系统的运动神经细胞，导致患者残疾、瘫痪甚至死亡。

脊髓灰质炎疫苗是预防和消灭脊髓灰质炎的最有效手段。1959年1月，卫生部批准正在筹建的猿猴实验站改名为医学生物学研究所，以此作为我国脊灰疫苗生产基地。但当时的研究所几乎是建在一座荒山上，物资匮乏，交通运输困难，苏联也撤走了所有的援华专家。科研人员只能在漏雨的实验室中开展工作，勒紧了裤带，咬紧了牙关干。作为所长的顾方舟说："人可以饿，猴子是做实验用的，绝不能饿着。"

在疫苗临床试验阶段，为了验证疫苗安全性，顾方舟冒着瘫痪的危险，喝下了一小瓶疫苗。一周后，他发现自己没有出现任何异常。

随后，脊髓灰质炎的Ⅰ、Ⅱ、Ⅲ期试验紧锣密鼓地进行。Ⅲ期临床试验，是疫苗治疗作用确证阶段。顾方舟将受测人群扩大到450万人。近一年的密切监测表明，北京、天津、上海等市脊灰发病率产生了明显的下降。试生产成功后，全国正式打响了脊灰歼灭战。

为了解决疫苗运输难、保存时间短的问题，经过一年多的研究测试，顾方舟等人终于成功研制出了糖丸疫苗，并通过了科学的检验。很快，闻名于世的脊灰糖丸疫苗问世了。

2000 年，经中国国家以及世界卫生组织西太区消灭脊髓灰质炎证实委员会证实，中国本土"脊灰"野病毒的传播已被阻断。在"中国消灭脊髓灰质炎证实报告签字仪式"上，74 岁的顾方舟作为代表，签下了自己的名字。

顾方舟，护佑中国人民健康的生命方舟！

目标检测

答案解析

最佳选择题

1. 医药科研道德的基本原则是（　　　）。

    A. 献身医学　　　　　　　　B. 造福人类　　　　　　　　C. 团结协作

    D. 合理保密　　　　　　　　E. 严谨治学

2. 下列不是医药科研道德的意义的是（　　　）。

    A. 树立正确价值观，确保医药科研的正确方向

    B. 提升思想道德修养，促进医药科研的健康发展

    C. 激励科研人员进取，调动医药科研人员的积极性

    D. 社会主义精神文明建设的客观需要

    E. 提高科研人员的福利待遇及晋升空间

3. 列夫托尔斯泰曾说："不要说谎，不要害怕真理。"这句名言符合医药科研基本道德的（　　　）要求。

    A. 以人为本　　　　　　　　B. 团结协作　　　　　　　　C. 实事求是

    D. 艰苦奋斗　　　　　　　　E. 锲而不舍

4. 下列不属于改善动物福利的是（　　　）。

    A. 改善动物的饮食　　　　　B. 让动物的住所更舒适　　　C. 单独饲养、封闭式管理

    D. 给予心理上的关爱　　　　E. 积极治疗病痛

5. 下列属于"3R"原则"替代"的是（　　　）。

    A. 用实验兔代替小鼠　　　　B. 用细胞代替活体动物　　　C. 减少实验小鼠的数量

    D. 手术前麻醉实验兔　　　　E. 用伤害小的实验替代损伤大的实验

6. 历史上第一部关于人体试验的国际性伦理指南是（　　　）。

    A. 《纽伦堡法典》　　　　　　B. 《赫尔辛基宣言》　　　　　C. 《贝尔蒙报告》

    D. 《马丁法案》　　　　　　　E. 《人体生物医学研究国际道德指南》

7. 药物临床试验中最重要的伦理问题是（　　　）。

    A. 受试者的疾病获得治疗　　B. 受试者知情同意　　　　　C. 受试者获得经济利益

    D. 受试者绝对安全　　　　　E. 受试者没有不适

8. 当受试者在临床试验中途退出时，应当（　　　）。

    A. 不允许退出

    B. 不妨碍研究进程的前提下允许退出

    C. 不造成重大经济损失的前提下允许退出

D. 无条件退出

E. 给予更多经济补偿说服受试者

9. 以下不是药物临床试验遵循的原则的是（　　　　）。

A. 伦理原则 　　　　　　　B. 科学性原则 　　　　　　　C. GCP

D. 现行法规 　　　　　　　E. 有利于社会

书网融合……

知识回顾　　　　　微课　　　　　习题

学习引导

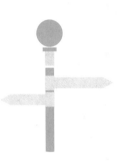

医药行业是关系到国计民生的重要行业，药品安全更是重中之重，药品质量和公共安全是党和国家非常关注的问题，关系到人民群众身体健康与社会和谐。

2019 年 8 月 26 日，新修订的《中华人民共和国药品管理法》经十三届全国人大常委会第十二次会议表决通过，于 2019 年 12 月 1 日起施行。

药品监督管理是指药品监督管理行政机关依照法律法规的授权，依据相关法律法规的规定，对药品的研制、生产、流通和使用环节进行管理的过程。加强药品的安全监管，保证人民群众用药的安全、有效、合理，是从事药品监督和检验人员的神圣职责，也对药品监督工作中的伦理道德提出更高要求。研究药品监督工作中的伦理，对确保人民群众用药的安全具有非常重要的意义。

本章将认识和探讨药品监督管理的主要机构和职能；药品行政监督管理人员与药品质量监督人员的伦理要求。

学习目标

1. **掌握**　药品行政监督管理人员的伦理要求；药品质量监督人员的伦理要求。
2. **熟悉**　药品监督管理机构；药品监督管理的主要内容；药品监督管理相关法律法规。
3. **了解**　加强药品监督管理伦理道德建设的意义。

第一节　法律使者——药品行政监督
管理的伦理要求　微课

PPT

实例分析 8-1

　　实例　疫苗是指为了预防、控制传染病的发生、流行，用于人体预防接种的疫苗类预防性生物制品，其经营、使用、储存、运输条件均有严格要求，过期以及失效的疫苗用于人体危害极大，甚至直接威胁生命。2015 年 4 月 28 日，济南市食品药品稽查支队会同公安机关，现场查扣儿童用脑膜炎、水痘、脊髓灰质炎等疫苗和成人用流感、狂犬、甲肝等疫苗二十五种，合计 100 余箱、20000 余支。现场查获的疫苗均未按照疫苗的储存条件在 2~8℃低温保存，标示生产企业涉及 13 个省市 20 家药品生产企业。犯罪嫌疑人在不具备经营资质的情况下从

答案解析

非法渠道购入大量疫苗，加价销往全国各地，购销链条涉及 21 个省（自治区、直辖市），涉及人员 400 余名，交易金额累计高达 5.7 亿元。该案目前已侦查终结，经人民检察院审查，主要犯罪嫌疑人庞某卫、孙某已被执行逮捕，检察院已向法院提起诉讼。

问题　1. 疫苗经营资质具体有哪些管理规定？

　　　2. 对疫苗的储存、运输条件有要求吗？

　　　3. 不加强药品监管对社会有什么危害？

一、药品行政监督管理机构

2018 年，组建国家药品监督管理局，由国家市场监督管理总局管理。市场监管实行分级管理，药品监管机构设到省一级，药品经营销售等行为的监管由市县市场监管部门统一承担。

药品行政监督机构包括国家药品监督管理局，各省、自治区、直辖市药品监督管理局，地市级药品监督管理局和县级市场监督管理局。它们之间的关系，在垂直管理体制中属于领导关系；在分级管理体制中，属于指导关系，主要是业务上的组织指导与监督。国家药品监督管理局主管全国药品监督管理工作，是全国药品监督管理工作的业务领导核心，平时基层药品监督管理工作主要依照其制定的业务工作规范、工作文件和工作要求展开。

二、药品行政监督管理的主要内容

药品监督管理是按照国家的法律、法规及规范性文件，对药品包括医疗器械和化妆品等从研制、审批、生产、流通、使用等各个环节进行监督和管理。具体包括以下内容。

1. 药物非临床研究与药物临床试验研究的监督管理。

2. 制定和执行药品标准。

3. 药品生产的监督管理。

4. 药品经营的监督管理。

5. 药品使用的监督管理。

6. 制定国家基本药物目录，对药品实行处方药和非处方药分类管理，非处方药目录的审定和公布。

7. 中药材的种植、饲养和采集管理，中药饮片的监督管理。

8. 特殊管理药品的监督管理。

9. 中成药品种保护监督管理。

10. 药品进口和出口的监督管理。

11. 药品包装的监督管理。

12. 执业药师等药品从业人员资格的监督管理。

13. 药品价格和广告的监督管理。

14. 药品不良反应监测和报告。

三、加强药品监督管理伦理道德建设的意义

（一）有利于保障人民群众用药安全

药品是用来预防、诊断、治疗人的疾病，有目的的调节人的生理功能的物质，假药、劣药以及药品

的使用不当都会损坏人民群众的身体健康，对社会造成极大的危害。国家对部分药品进行特殊管理，如精神药品和麻醉药品，合理使用这类药品可以治疗患者的疾病，减轻患者的痛苦，但是一旦这些药品流入社会，被不法分子利用，就会损害人的身心健康，造成严重的社会后果。

（二）有利于贯彻执行药品管理法律法规

药品管理法律法规是保证药品质量，保证用药安全、提高药品疗效的重要保证，关系到人民群众的身体健康。药品监督管理伦理道德的建设，对药品法律法规的贯彻执行起到良好的促进作用，使药品监督管理人员牢记自己的责任，将职业道德内化于心，自觉执行药品法律法规，自觉保证药品质量。在执行法律法规的同时，积极做好宣传教育工作，把药品的相关法律法规深入到药品的生产、经营、使用环节中去，促进人民群众对法律法规的了解和遵守，对确保药品质量、确保药品的安全使用、确保药品管理法律法规的贯彻执行具有重要意义。

即学即练 8 - 1

选择：发布药品广告需要审批吗？

□需要   □不需要

答案解析

（三）有利于正确处理药品监督管理机构与药品生产、经营和使用者的关系

药品监督管理机构与药品生产、药品经营、药品使用单位之间虽然是一种对药品质量和使用方面的监督和被监督的关系，但保证药品质量，维护人民群众身体健康的目的是一致的，各方面应该是相互促进的关系。如何看待和处理这种关系，以什么态度对待药品生产、经营、使用单位和个人，是衡量药品监督人员伦理道德水平的重要标准。只有药品监督管理人员具有良好的伦理道德修养，才能坚持原则依法办事，同时又能妥善处理好与相关部门的关系，确保在药品生产经营过程中的质量，确保人民群众用药安全。

药品监督管理是一项复杂而又具有科学性的工作，要求监管人员不仅要掌握药品管理的法律法规、具有医药方面的知识，而且要具有良好的伦理道德水平，不断开拓和创新，为人民群众的健康服务。药品监管人员要明确自己工作的根本宗旨是为药品事业服务，为人民群众健康服务。只有这样，他们才能积极主动的对被监督部门进行监督管理和服务，确保药品研制、生产、流通的顺利进行。

四、药品监督管理的伦理要求

（一）严格执法，廉洁奉公

药品监督管理人员是由国家授权，代表国家执行药品监督和管理的专职人员，他们肩负着执法重任，对违反药品管理法律法规的行为进行监督检查和管理，手中掌握着一定的工作职权，要把这种职权看作是为人民服务的手段，运用到药品质量监督中，不能利用职权牟取私利。在实际工作中要坚持原则，忠于职守，发现违纪、违法行为要坚决抵制并予以制止，保证药品管理法律法规的贯彻执行。

（二）精益求精，尽职尽责

药品质量的管理和监督，是一项极其复杂而又非常重要的工作，在研制、生产、流通、使用等各个环节都要进行监督管理。药品能否允许生产，生产出的产品质量是否合格，是否允许企业经营药品，药

品不良反应监测等都要求药品监管人员一丝不苟做好本职工作，而稍有疏漏，都会导致假劣药品对人民健康造成危害。因此，要求监管人员深入实际，掌握第一手资料，发现问题，也要以事实为依据，以法律为准绳，做到公正合理，以科学态度反复核实，绝不放过任何假劣药品流入社会。

要提高药品监管质量，药品监管人员必须掌握必需的知识和技能，药品监管伦理要求监管人员明确自身的崇高职业道德和伦理要求，掌握工作中所涉及的科学知识，不断进取。在实践的过程中不断改进和完善监管的方法和手段。药品监督管理人员要树立为人民群众健康服务的思想，不滥用职权，用文明的工作态度服务于人民群众。

（三）宣传教育，团结协作

药品监管人员要广泛开展宣传教育，用丰富的资料、大量的实物、进行真伪药品对比等方式，提高广大群众对药品知识的掌握和识别真伪药品能力。对药品生产企业和经营企业宣传教育，使其认识到假劣药对人民群众的危害性以及国家对假劣药的处罚力度，远离假劣药品。在药品监督管理过程中，药品监管人员之间、监管内部部门之间、监管部门与工商、公安、司法部门之间要团结协作，以强有力的措施进行综合治理，才能收到好的监管效果。

 拓展阅读

药品的特点：

1. 药品种类复杂性　人类疾病多种多样，药品有 14000 余种。

2. 药品医用专属性　每种疾病有其治疗的专用药品。

3. 药品质量严格性　进厂原料、生产中间产品、成品都需要检验。如输液要做不溶性微粒检查，1ml 中直径大于 $10\mu m$ 微粒不得超过 12 个，否则会引起脑血栓、心肌梗死等。

4. 药品生产规范性　人员、厂房、环境、设备、卫生、质量管理、生产操作、销售、自检等要有严格要求。

5. 药品使用的两重性　药品既能够防病治病，同时又有其不良反应，使用不当会对人体产生伤害。

6. 药品检验专属性　从药品生产全过程各个环节进行专业检验。

7. 药品使用时效性　药品使用有有效期，超过有效期的药品不能使用。

第二节　药品质量的守卫者——药品技术监管的伦理要求

PPT

 实例分析 8-2

实例　早在上世纪 60 年代，我国科技人员即开始鱼腥草注射剂的研制，70 年代开发成功并上市使用。该药是临床常用抗菌药物，在抗病毒、退热等方面疗效可靠、速度快，具有不产生抗药性、价格低廉等优点，被称作"中药抗生素"。鱼腥草注射剂被视为传统中药发展为现代中药制剂的成功典范之一。2003 年"非典"期间，鱼腥草注射液是卫生部从上万种中药中推荐的 8 种抗 SARS 中药之一。由于是为数不多疗效确切的药物之一，功勋卓著，曾被誉称为"非典"功臣。

> 2005年12月，安徽省第三季度289例药品不良反应报告中，由鱼腥草注射液引起的位于前列；国家药品不良反应监测中心从1988年到2006年4月共收到鱼腥草注射液不良反应报告222例；2006年北京市药监局发布的数据显示，2005年两例患者因鱼腥草注射液不良反应死亡。其他多个省市也有死亡案例报道。
>
> 2006年6月1日，国家食品药品监督管理局做出决定，暂停使用、暂停受理和审批鱼腥草注射液等7个注射剂。根据国家药品不良反应监测中心的监测，鱼腥草注射液等7个注射剂在临床应用中出现了过敏性休克、全身过敏反应、胸闷、心悸、呼吸困难和重症药疹等严重不良反应，甚至有引起死亡病例报告。
>
> **问题** 1. 通过案例材料简要分析药品技术监管人员的职责要求。
>
> 2. 分析药品技术监管对保证药品质量的重要性。
>
> 答案解析

药品质量监督检验是药品监督管理的重要依据，质量监督必须采用检验手段，如果检验技术不可靠，检验数据不真实，将会造成监督工作的失误和不公正。因此，药品技术监管人员是药品质量的守卫者。

一、药品技术监督管理机构与职责

药品技术监督机构包括国家药品监督管理局的直属技术机构和各省、自治区、直辖市药品监督管理局的直属技术机构，国家、省、市三级药品检验机构。药品技术监督机构作为事业单位，由同级药品行政监督机构主管。取得质量技术监督部门核发的实验室资质认定计量认证证书和中国计量认证（CMA）标志章的各级药检所，才能出具药品检验报告书。

药品技术监督管理机构与职责（药品相关），具体内容如下：

（一）中国食品药品检定研究院

1. 承担食品、药品、医疗器械、化妆品及有关药用辅料、包装材料与容器（以下统称为食品药品）的检验检测工作，组织开展药品、医疗器械、化妆品抽验和质量分析工作，负责相关复验、技术仲裁，组织开展进口药品注册检验以及上市后有关数据收集分析等工作。

2. 承担药品、医疗器械、化妆品质量标准、技术规范、技术要求、检验检测方法的制修订以及技术复核工作。组织开展检验检测新技术、新方法、新标准的研究。承担相关产品严重不良反应、严重不良事件原因的实验研究工作。

3. 负责医疗器械标准管理相关工作。

4. 承担生物制品批签发相关工作。

5. 承担化妆品安全技术评价工作。

6. 组织开展有关国家标准物质的规划、计划、研究、制备、标定、分发和管理工作。

7. 负责生产用菌毒种、细胞株的检定工作。承担医用标准菌毒种、细胞株的收集、鉴定、保存、分发和管理工作。

8. 承担实验动物饲育、保种、供应，和实验动物及相关产品的质量检测工作。

9. 承担食品药品检验检测机构实验室间比对以及能力验证、考核与评价等技术工作。

10. 负责研究生教育培养工作。组织开展对食品药品相关单位质量检验检测工作的培训和技术指导。

11. 开展食品药品检验检测国际（地区）交流与合作。

12. 完成国家药品监督管理局交办的其他事项。

（二）国家药典委员会

1. 组织编制、修订和编译《中华人民共和国药典》（以下简称《中国药典》）及配套标准。

2. 组织制定修订国家药品标准。参与拟订有关药品标准管理制度和工作机制。

3. 组织《中国药典》收载品种的医学和药学遴选工作。负责药品通用名称命名。

4. 组织评估《中国药典》和国家药品标准执行情况。

5. 开展药品标准发展战略、管理政策和技术法规研究。承担药品标准信息化建设工作。

6. 开展药品标准国际（地区）协调和技术交流，参与国际（地区）间药品标准适用性认证合作工作。

7. 组织开展《中国药典》和国家药品标准宣传培训与技术咨询，负责《中国药品标准》等刊物编辑出版工作。

8. 负责药典委员会各专业委员会的组织协调及服务保障工作。

9. 承办国家药品监督管理局交办的其他事项。

即学即练 8 -2

负责组织国家药品标准的制定和修订的法定专业技术机构是（　　　）。

A. 药品检验所　　　　　B. 国家药典委员会　　　　C. 药品审评委员会

D. 药品认证委员会　　　E. 新药审评中心

答案解析

（三）药品审评中心

1. 负责药物临床试验、药品上市许可申请的受理和技术审评。

2. 负责仿制药质量和疗效一致性评价的技术审评。

3. 承担再生医学与组织工程等新兴医疗产品涉及药品的技术审评。

4. 参与拟订药品注册管理相关法律法规和规范性文件，组织拟订药品审评规范和技术指导原则并组织实施。

5. 协调药品审评相关检查、检验等工作。

6. 开展药品审评相关理论、技术、发展趋势及法律问题研究。

7. 组织开展相关业务咨询服务及学术交流，开展药品审评相关的国际（地区）交流与合作。

8. 承担国家药品监督管理局国际人用药品注册技术协调会议（ICH）相关技术工作。

9. 承办国家药品监督管理局交办的其他事项。

（四）食品药品审核查验中心

1. 组织制定修订药品、医疗器械、化妆品检查制度规范和技术文件。

2. 承担药物临床试验、非临床研究机构资格认定（认证）和研制现场检查。承担药品注册现场检查。承担药品生产环节的有因检查。承担药品境外检查。

3. 承担医疗器械临床试验监督抽查和生产环节的有因检查。承担医疗器械境外检查。

4. 承担化妆品研制、生产环节的有因检查。承担化妆品境外检查。

5. 承担国家级检查员考核、使用等管理工作。

6. 开展检查理论、技术和发展趋势研究、学术交流及技术咨询。

7. 承担药品、医疗器械、化妆品检查的国际（地区）交流与合作。

8. 承担市场监督管理总局委托的食品检查工作。

9. 承办国家药品监督管理局交办的其他事项。

（五）药品评价中心

1. 组织制定修订药品不良反应、医疗器械不良事件、化妆品不良反应监测与上市后安全性评价以及药物滥用监测的技术标准和规范。

2. 组织开展药品不良反应、医疗器械不良事件、化妆品不良反应、药物滥用监测工作。

3. 开展药品、医疗器械、化妆品的上市后安全性评价工作。

4. 指导地方相关监测与上市后安全性评价工作。组织开展相关监测与上市后安全性评价的方法研究、技术咨询和国际（地区）交流合作。

5. 参与拟订、调整国家基本药物目录。

6. 参与拟订、调整非处方药目录。

7. 承办国家药品监督管理局交办的其他事项。

（六）执业药师资格认证中心

1. 开展执业药师资格准入制度及执业药师队伍发展战略研究，参与拟订完善执业药师资格准入标准并组织实施。

2. 承担执业药师资格考试相关工作。组织开展执业药师资格考试命审题工作，编写考试大纲和应试指南。负责执业药师资格考试命审题专家库、考试题库的建设和管理。

3. 组织制订执业药师认证注册工作标准和规范并监督实施。承担执业药师认证注册管理工作。

4. 组织制订执业药师认证注册与继续教育衔接标准。指导拟订执业药师执业标准和业务规范，协助开展执业药师相关执业监督工作。

5. 承担全国执业药师管理信息系统的建设、管理和维护工作，收集报告相关信息。

6. 指导地方执业药师资格认证相关工作。

7. 开展执业药师资格认证国际交流与合作。

二、药品技术监督管理人员的伦理要求

根据我国药品管理法的规定，药品检验机构是执行国家对药品进行监督检验的法定性专业机构，药品监督检验是依据国家的法律规定，对研制、生产、经营、使用药品及进口药品、医疗单位自制制剂质量依法进行检验，这种监督检验与药品生产企业的产品检验和药品经营企业的验收检验不同，不以营利为目的，具有权威性、仲裁性和公正性。药品生产企业从原、辅料到中间产品、成品都需要进行质量检验，不合格中间产品不能进行下一步操作，不合格产品不能对产品放行销售。药品检验企业也设有专门的药品验收人员，确保经营的药品质量符合要求。因此，无论是药品检验机构还是企业检验人员责任重大，对其伦理道德提出了更高的要求。

（一）严格检验，确保质量

药品属于高技术产品，成分复杂，检验难度大，药品检验人员在质量检验时，一定要有高度的责任

心，严格按质量标准进行检验。药品标准是国家对药品质量规格及检验方法所做的技术规定，是药品生产、供应、使用、检验和管理部门共同遵守的法律依据。药品标准属于强制标准，我国药品标准执行《中国药典》。药品检验人员应按照药品标准检验药品的质量。

（二）刻苦钻研，不断创新

药品检验工作科学性强、技术难度大，对药品检验人员的技术水平提出了更高的要求。上级的药品检验人员还要承担下级检验研究院及药品生产、供应、使用单位质量检验机构人员的业务技术指导工作，协助解决业务上的疑难问题。在科技高速发展的今天，生物技术制药已经成为全球的热点和关注焦点，用基因工程方法生产的产品，如果不能用传统的化学药物安全性和毒性试验方法进行检验。比如，人干扰素在人身上的药理活性远大于动物，人蛋白质上的糖基有时会在动物身上出现毒性。因此，对于用基因工程方法生产的医药产品的长期毒性试验、药物代谢试验、药物动力学试验、药理学试验、毒理性试验、致畸致突变试验等应根据药品性质制定试验项目、方法和判断标准，同时也需要检验人员刻苦钻研，不断创新出先进设备，适应发展需要。

（三）制定标准，严守底线

制定药品标准是药品检验人员的光荣职责之一，药品检验人员在修订药品标准工作中，要深入了解药品的有效性、实用性和科学性，对药品中含有的有害物质严格控制，不能降低标准；对疗效不确切、不良反应重者，要及时向药品监督管理部门提出停产、停止销售、停止使用的建议。药品检验人员在制定质量标准的工作中，要把人道主义精神和科学精神结合起来，贯彻维护人民用药安全有效的基本道德原则，保证药品质量达到和符合最优质量标准，同时对疗效肯定但质量不稳定或检验方法不够成熟的品种及时研究、改进。为了结合实际，要求药品检验人员要深入生产一线了解真实情况，摸清影响药品质量的因素和问题，以保证药品标准的科学性和实用性。

（四）清正廉洁，全心服务

药品检验人员要坚持原则、诚实守信、严谨认真、不谋私利、不徇私情。检验人员在检查中发现有影响药品质量的情况时，应坚决打击并及时向被检查单位提出意见，帮助督促和改进，并主动上报药品质量监督管理部门督促、检查其改进结果。

在工作中，药品检验人员在保证药品质量的前提下，应本着患者利益至上的原则，热情周到地为药品生产、开发、经营、使用单位服务。总之，药品检验人员在药品质量监督中肩负着艰巨的任务和神圣职责，只有具有良好的伦理道德修养，才能不负众望，为药品的监督管理做出自己的贡献。

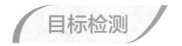

目标检测

答案解析

最佳选择题

（一）A1 型题

1. 主管全国的药品监督管理工作的是（　　）。

　　A. 国家卫生和计划生育委员会　　　　B. 国家药品监督管理局

　　C. 国家中医药管理局　　　　　　　　D. 国家药典委员会

　　E. 各省食品药品监督管理局

2. 关于药品行政监督管理人员伦理要求的叙述，下列不正确的是（　　）。

    A. 严格执法　　　　　　　　　　　　B. 作风严谨

    C. 文明服务　　　　　　　　　　　　D. 满足监督管理对象的一切要求

    E. 监管人员团结协作

3. 下列哪个是国家关于药品的法律（　　）。

    A. 中华人民共和国中医药条例　　　　B. 中华人民共和国药品管理法

    C. 药品生产质量管理规范　　　　　　D. 药品质量抽查检验管理规定

    E. 中华人民共和国药品管理法实施条例

4. 下列不属于药品监督管理的主要内容的是（　　）。

    A. 药物非临床研究与药物临床试验研究的监督管理

    B. 药品生产的监督管理

    C. 药品经营的监督管理

    D. 药品使用的监督管理

    E. 医师资格证考试

5. 对加强药品监督管理伦理道德建设的意义，描述不正确的是（　　）。

    A. 有利于保障人民群众用药安全

    B. 有利于贯彻执行药品管理法律法规

    C. 有利于正确处理药品监督管理机构与药品生产者的关系

    D. 有利于增加药品生产企业的效益

    E. 有利于正确处理药品监督管理机构与经营和使用者的关系

6. 下列不是药品监督管理主要内容的是（　　）。

    A. 严格检验确保质量

    B. 负责药品检验

    C. 药品不良反应监测和报告

    D. 药品生产企业、经营企业、医疗单位和中药材市场进行监督检查、抽验，及时处理药品生产、经营和使用过程中出现的质量问题

    E. 清正廉洁，全心服务

（二）A2 型题

7. 2015 年 4 月，烟台稽查支队接群众举报，怀疑其从一名叫"韩某"的人手中购买的 5 盒"阿托伐他汀钙片"为假药，监管人员经过认真甄别确定为假药。食药监部门接着进行了监管码追踪、鉴别、跨省协查等工作，发现涉案线索后，主动立案，邀请公安机关提前介入研究判断案情，极大的提高了案件侦办能力。于 2015 年 6 月抓捕制售假药犯罪嫌疑人 7 人，捣毁假药生产窝点 1 个、仓库 7 个、销售窝点 8 个，查扣假药及回收药品 1000 余万元，总涉案货值金额达 1.5 亿元以上。根据案例分析，药品监管人员进行药品监管时应遵守哪项伦理要求（　　）。

    A. 严格执法，廉洁奉公　　B. 作风严谨，尽职尽责　　C. 文明服务，提高水平

    D. 宣传教育，团结协作　　E. 刻苦钻研，不断创新

8. 根据市民举报，2013 年，某市食药监局第一分局执法人员对某化妆品店经营场所进行检查，发现当事人陈列在化妆品柜台销售"我的美丽日记黑珍珠面膜"、"我的美丽日记深海鱼子面膜"、"我的美

丽日记燕窝面膜"、"我的美丽日记苹果多酚面膜"等一系列产品共 4 种 11 盒。经调查，该系列 4 种面膜产品外包装盒为境外生产，属进口化妆品。但店家无法提供该批系列 4 种化妆品的批准进口或进口检验报告等材料，故药监部门于 2013 年 8 月 20 日立案调查。下面关于药品行政监督管理人员伦理要求的叙述不正确的是（　　）。

A. 清正廉洁　　　　　　B. 尽职尽责　　　　　　C. 把被监管者的利益放在首位

D. 文明服务　　　　　　E. 监管人员团结协作

（三）A3 题型

2020 年，药监部门于某市共安排药品监督抽验 1000 批次，发现不合格产品 46 批，不合格率为 4.6%。与去年同期相比，不合格率下降了 0.7%，对这些不合格药全部予以行政处罚。以国家基本药物目录和福建省增补药物目录为主，全年共完成抽验 531 批次，基本药物药品流通市场药品合格率为 99.8%，生产合格率为 100%。

9. 药品检验事关群众生命健康，药品检验人员应认真履行职责。下面关于药品检验人员工作职责的描述不正确的是（　　）。

A. 药品中含有的有害物质严格控制，不能降低标准

B. 对疗效不确切、毒副作用大、不宜生产使用的品种，要及时向药品监督管理部门提出停产、停止销售、停止使用的建议

C. 在制定质量标准的工作中，要把人道主义精神和科学精神结合起来

D. 根据企业要求合理制定检验标准

E. 要深入生产一线了解真实情况

10. 关于药品技术监督管理人员的伦理要求的描述，下列不正确的是（　　）。

A. 严格检验，确保质量　　B. 刻苦钻研，不断创新　　C. 药品生产、经营者利益至上

D. 清正廉洁，全心服务　　E. 制定标准，严守底线

书网融合……

知识回顾　　　　　　微课　　　　　　习题

（杨梁玮）

学习引导

现代科学技术和医学的发展，为人们在满足自身健康需要、追求更高的生命质量方面提供了更多的医学技术保障。辅助生殖技术能够帮助不孕不育家庭解决"生儿育女"的苦恼，为无数家庭带来欢乐，但它却改变自然生育的过程，引发家庭、社会、人伦关系等一系列伦理问题；器官移植技术给成千上万终末期患者带来生命的希望，然而技术的推广和应用涉及传统生命观、伦理观和社会价值观等诸多伦理问题；树立科学的生死观、提高生命末期质量是现代人类文明进步的表现，但在死亡标准认定、追求"优死"权利中涉及家庭、社会、医疗等诸多复杂关系，与人们对自身生命本质的认识和评价相冲突。

本章将学习医学高新技术如何在法律和道德原则的监督下，提高生命质量和生命尊严。

学习目标

1. **掌握**　辅助生殖技术的伦理问题；器官移植的伦理问题；脑死亡标准；安乐死的含义和伦理争议；安宁疗护的含义和具体内容。

2. **熟悉**　辅助生殖技术伦理准则；器官移植的伦理准则；安宁疗护的伦理意义。

3. **了解**　安乐死的分类、特征和实施对象；我国脑死亡和安乐死的立法困境。

生命伦理学一词出现于 20 世纪 20 年代，最后由美国威斯康星大学的范·伦塞勒·波特教授在 1971 年重新提出的。他的用意在于应该建立一门新的"把生物学知识和人类价值体系知识结合起来的学科"，作为科学与人文之间的桥梁，帮助人类生存，维持并促进世界文明。生命伦理学的内容之一生命与死亡伦理学包括：生命科学研究的伦理问题、人体受试者的权益保护、高新生命科学技术应用中的伦理问题、对死亡认定和处理态度等等。生命伦理学引领我们一起去诠释和探索生命的意义和价值、死亡的品质和尊重。

第一节　美丽新世界的辩护——辅助生殖技术伦理 🅴微课

PPT

实例分析 9-1

实例　1月19日，央视新闻表明官方立场：代孕在我国被明令禁止，"其对生命的漠视，令人发指，如此践踏底线，法律难容，道德难容"！微信公众号"中央政法委长安剑"发文再度指明：代孕是"钻法律空子"的行为，弃养行为更是突破底线，极其恶劣。不管是谁，把生命当物品随意操控摆弄，公然挑战国家法律和公序良俗，应该依法裁定。

问题　1. 目前我国关于"代孕"的法律法条内容是什么？

　　　　2. 代孕能够引发哪些社会伦理问题？

　　　　3. 如何控制和杜绝"非法代孕""黑市代孕"等社会问题？

答案解析

生殖是人类延续生命的神圣活动和形式，在传统社会中更是被视为人类及其个体的自然权利。在人类有能力控制生育与性的今天，人们必须思考的是，人类应如何运用自身的合法能力和权利，让生命诞生在伦理之光的普照下，获得最深层次的敬畏和尊重，让每个家庭收获幸福和快乐。

一、辅助生殖技术概述

（一）辅助生殖技术的含义

人类的繁衍一直被自然生殖所垄断，男女结合、输卵管受精、植入子宫、子宫内妊娠以及之后的生育婴儿是人类自然生殖不可缺少的基本过程。辅助生殖技术（ART）是指用现代生物医学知识、技术及方法代替自然的人类生殖过程的某一步骤或全部步骤的手段。现今，辅助生殖技术已经打破了人类自然繁衍的连续过程，超越了这一自然生殖的垄断方式。

1978年7月，人类史上第一个试管婴儿路易斯·布朗（Louise Brown）在英国诞生，此划时代的创举因突破生育自然法则而震撼全世界，一场前所未有的生殖革命终于拉开新时代的序幕。我国生殖技术研究起步较晚，但发展迅速。现在，我国有130个生殖中心，仅北医三院、湖南大学湘雅医院及广州中山一院三家大型生殖中心每年可完成8000～10000个"试管婴儿"周期，其中40%能分娩出健康的宝宝，这些都标志着我国辅助生殖技术已达到了较高的水平。

（二）辅助生殖技术的内容

截至目前，最基本的生殖技术有三种：人工授精、体外受精和无性繁殖，随着生殖医学技术的进步，继而发展了多种衍生技术。

1. 人工授精技术　人工授精（AI）是用人工技术将精子注入母体，在输卵管受精达到受孕目的的一种方法，实际上代替了自然生殖过程的第一步骤，主要解决男子不育症引起的生殖障碍。根据精子来源的不同，将人工授精分两种：夫精人工授精（AIH）和供体人工授精（AID）。AIH 技术与自然繁殖并没有太大的不同，而且安全性也没有严重的问题，一般没有伦理争议；而由于 AID 技术引入了第三者，它所引起的伦理问题变得复杂化。

2. 体外受精与胚胎移植技术 体外受精与胚胎移植技术（IVF – ET）即我国所谓的第一代试管婴儿，它是用人工的方法使精子和卵子在体外培养皿（如试管）内结合形成胚泡并培养，到分裂成 2 – 8 个分裂球时，再移植入女性子宫内自行发育的技术。它代替了自然性交、输卵管受精和自然植入子宫的步骤，主要是为解决妻子不孕症或夫妻双方不孕不育症引起的生殖障碍，如对于因输卵管阻塞、损伤而导致不孕的妇女，体外受精是唯一的生育方法。

3. 无性繁殖 无性繁殖即克隆（Clone），它属于遗传工程的细胞核移植生殖技术，即用细胞融接技术把单一供体细胞核移植到去核的卵子中，从而创造出有与供体细胞遗传上完全相同的机体的生殖方式。1997 年 2 月，英国罗斯林研究所科学家用克隆技术成功地培育出了第一只克隆绵羊"多利"；紧接着，美国俄勒冈州的科学家公布了使用猴子胚胎细胞的无性繁殖，成功地培育出两只猴子"泰特拉"。这两个报道引起了世界科学界、政府和社会的极大关注。人们并不怀疑无性繁殖在动植物上应用为人类带来的极大好处，但是这一消息却使人们突然陷入了不安的关于人的复制问题的争论之中。

4. 后续发展的衍生技术 主要包括胞浆内单精子注射技术（ICSI）；胚胎植入前遗传学诊断技术（PGD）；卵浆置换技术；冷冻胚胎技术和三亲（3P）婴儿技术。每一项技术均针对不同身体素质的需要人群，可以提高手术的成功率，实现优生优育的目标。

二、辅助生殖技术引发的伦理问题

辅助生殖技术的进步，无疑是生殖医学领域的一场革命，不仅是技术上的，更是观念上、伦理上的革命。因此，无论从技术本身还是社会效应的角度考量，其"双刃剑"的影响都是值得深思的。

（一）生育与婚姻的分离

辅助生殖技术改变了人类的自然生育方式，使夫妻间不需要性行为就可以培育后代，因此它切断了生儿育女与婚姻的必然联系，把家庭的神圣殿堂变成一个生物学的实验室，从而可能破坏婚姻关系。尤其是供体人工授精、代孕等，使得第三方的角色进入家庭，打破了传统的双血亲家庭，使传统的家庭伦理观受到强烈地冲击。此外，生育与性行为的分离伤害了男女之间在爱情基础上生育后代的情感，致使有些人婚姻家庭观念淡薄，家庭责任感缺失，从而造成道德观和价值观的滑坡，不利于身心健康的发展以及社会秩序平衡。

（二）传统家庭关系的改变

辅助生殖技术提出了一个难题：谁是孩子的父母双亲？辅助生殖技术使出生的婴儿最多可以面临 5 种父母身份：遗传母亲、养育母亲、代孕母亲、遗传父亲及养育父亲，胎儿的归属问题有可能导致法律上的纠纷；同时，以上 5 种父母身份又可以排列组合成多种错综复杂的人际关系和家庭关系，这就容易使夫妻、亲子关系遭到破坏，造成家庭结构的不稳定，使得对孩子身体与心灵的成长均提供了不利的环境。另外，辅助生殖技术改变了传统的家庭模式，使得家庭结构多元化，独身主义者、同性恋、单亲家庭等特殊人群应用技术可以获得自己的后代，传统"父亲"、"母亲"身份将被重新定义，家庭结构多元化，伦理学上出现混乱。亲子关系是通过长期养育行为建立的，养育父母比其他人尽了更多的抚养教育义务，孩子的法定父母应该是养育父母。

（三）精子、卵子商品化

精子、卵子走向商品化会导致医疗机构为追求盈利而忽视精液或卵子的质量，供方也会为了金钱故意隐瞒自己的遗传缺陷或传染病史，从而影响用生殖技术产生后代的身体素质，这将会大大影响人类的优生优育。商品化也会驱使个别人多次多处捐精而导致近亲婚配的社会问题。此外，精子、卵子、胚胎库的建立在为不育者带来生育希望的同时，也带来了相关问题。如："名人精子库"、"博士精子库"、"名模卵子库"等近年来纷纷登场，特别是一些以营利为目的，没有按照卫健委规定而设立的精子、卵子库可能会给家庭、社会带来相关负面影响。

（四）后代血亲通婚风险

血亲通婚是指用辅助生殖技术产生的后代间进行近亲婚配。如采用同一供精者的精液受精后生育多个后代，由于操作过程的严格保密，供精者、受精者及后代均互盲，可能会有与血亲生育的风险，这在法律上和道德上均是不允许的。并且随着生殖技术的日益发展和广泛应用，自愿捐精者的供精次数也逐渐增多，如果管理的不够严格，将会大大增加后代兄弟姐妹间进行"血亲婚配"的概率，其后果既有悖于伦理又易产生遗传缺陷后代。所以在许多国家，供精者的筛选极其严格，并严格限制使用同一个供精者精液的次数。

（五）医源性多胎妊娠

为提高人类辅助生殖技术的妊娠率，在临床上通常会移植 2～3 枚胚胎，多胎妊娠的发生率高达 20%－35%。虽然很多夫妇有生育多胞胎的愿望，但多胎孕育具有高风险性，就母体风险而言，多胎妊娠孕妇易发生妊娠高血压综合征、子宫出血及妊娠糖尿病等，由于这些并发症，多胎妊娠母体发病率和死亡率均明显高于单胎妊娠；就子代而言，多胎妊娠流产、早产及新生儿死亡率明显高于单胎妊娠，而且多胎妊娠胎儿及新生儿可发生胎儿宫内发育迟缓、早产、脑瘫及中枢神经系统发育异常。所以，为了母亲和出生孩子的健康，有必要在发生医源性多胎妊娠时，实施选择性多胎妊娠减胎术。我国卫健委（前卫生部）在 2003 年公布的《人类辅助生殖技术规范》中明确规定：妊娠三胎或三胎以上必须实施减胎术。

（六）代孕现象

代孕是体外受精技术应用和发展的产物，指有生育能力的女性，为他人妊娠、分娩的行为。这一行为势必会影响家庭的稳定和关系，亵渎了人性的尊严，给孕母健康和孩子成长带来潜在风险。

代理孕母分娩孩子后对孩子产生了感情，有时会想方设法与孩子保持联系，这必然会给双方都带来不同程度地影响；亲属间的无偿代孕使得家庭里伦理辈分错综复杂，关系混乱，不利于孩子的身心健康成长；有偿代孕中代孕者用其身体作为怀孕工具，"出租子宫"使婴儿变成了商品，亵渎了人性的尊严，这也间接反映了对低收入或无工作妇女的剥削和压迫，侵犯了她们的人权；代孕对孕母的身体健康存在着风险；如果婴儿有残疾和缺陷，其养父母可能拒绝接收孩子，不愿意承担抚养义务，那么孩子的成长环境无法得到保障。由于代孕会产生众多的社会和伦理问题，世界上许多国家对此持有反对的态度，甚至通过立法禁止，这对于保护女性和孩子合法权益是必要的。

三、辅助生殖技术伦理准则

2003 年我国卫健委（前卫生部）颁布了《人类辅助生殖技术和人类精子库伦理原则》，为我国辅助生殖技术的顺利开展提供了伦理依据。为安全、有效、合理地实施人类辅助生殖技术，保障个人、家庭以及后代的健康和利益，维护社会公益，特制定以下伦理准则。

（一）有利于患者的准则

1. 充分考虑患者病理、生理、心理及社会因素后，义务告知患者目前可供选择的治疗手段、利弊及其所承担地风险，在患者充分知情的情况下，提出有医学指征的选择和最有利于患者的治疗方案。

2. 禁止以多胎和商业化供卵为目的的促排卵。

3. 不育夫妇对实施人类辅助生殖技术过程中获得的配子、胚胎拥有其选择处理方式的权利，技术提供机构必须对此有详细地记录，并获得夫、妇或双方的书面知情同意。

4. 患者的配子和胚胎在未征得其知情同意情况下，不得进行任何处理。配子与胚胎不得进行买卖。

（二）知情同意准则

1. 人类辅助生殖技术必须在夫妇双方自愿同意并签署书面知情同意书后方可实施。

2. 医务人员对有人类辅助生殖技术适应证的夫妇，须使其了解：实施该技术的必要性、实施程序、可能承受地风险以及为降低这些风险所采取的措施、该机构稳定的成功率、每周期大致的总费用及进口、国产药物选择等，与患者作出合理选择相关的实质性信息。

3. 接受人类辅助生殖技术的夫妇在任何时候都有权提出中止该技术的实施，并且不会影响今后的治疗。

4. 医务人员必须告知接受人类辅助生殖技术的夫妇及其已出生的孩子随访的必要性。

5. 医务人员有义务告知捐赠者对其进行健康检查的必要性，并获取书面知情同意书。

（三）保护后代的准则

1. 医务人员有义务告知受者夫妇通过人类辅助生殖技术出生的后代与自然受孕分娩的后代享有同样的法律权利和义务，包括后代的继承权、受教育权、赡养父母的义务、父母离异时对孩子监护权的裁定等；医务人员有义务告知接受人类辅助生殖技术治疗的夫妇，他们对通过使用该技术出生的孩子（包括对有出生缺陷的孩子）负有伦理、道德和法律上的权利和义务；如果有证据表明实施人类辅助生殖技术将会对后代产生严重的生理、心理损害和社会损害，医务人员有义务停止该技术的实施。

2. 医务人员不得对近亲间及任何不符合伦理、道德准则的精子和卵子实施人类辅助生殖技术；医务人员不得实施代孕技术；医务人员不得实施胚胎赠送助孕技术；在尚未解决人卵胞浆移植和人卵核移植技术安全性问题之前，医务人员不得实施以治疗不育为目的的人卵胞浆移植和人卵核移植技术；医务人员不得实施以生育为目的的嵌合体胚胎技术；同一供者的精子、卵子最多只能使 5 名妇女受孕。

即学即练 9-1

答案解析

（ 　 ） 对有出生缺陷的试管婴儿负有相应的法律权利和义务。

A. 遗传父母　　　　　B. 代孕母亲　　　　　C. 养育父母

D. 医疗机构　　　　　E. 医务人员

（四）依法执行准则

医务人员必须严格贯彻国家人口和计划生育法律法规，不得对不符合国家人口和计划生育法规和条例规定的夫妇和单身妇女实施人类辅助生殖技术；根据《母婴保健法》，医务人员不得实施非医学需要的性别选择；医务人员不得实施生殖性克隆技术；医务人员不得将异种配子和胚胎用于人类辅助生殖技术；医务人员不得进行各种违反伦理、道德原则的配子和胚胎实验研究及临床工作。

（五）保密准则

1. 互盲准则，凡使用供精实施的人类辅助生殖技术，供方与受方夫妇应保持互盲、供方与实施人类辅助生殖技术的医务人员应保持互盲、供方与后代保持互盲。

2. 机构和医务人员对使用人类辅助生殖技术的所有参与者（如卵子捐赠者和受者）有实行匿名和保密的义务。

3. 医务人员有义务告知捐赠者不可查询受者及其后代的一切信息，并签署书面知情同意书。

（六）严防商业化的准则

机构和医务人员对要求实施人类辅助生殖技术的夫妇，要严格掌握适应证，不能受经济利益驱动而滥用人类辅助生殖技术；供精、供卵只能是以捐赠助人为目的，禁止买卖，但是可以给予捐赠者必要的误工、交通和医疗补偿。

（七）伦理监督的准则

为确保以上准则的实施，实施人类辅助生殖技术的机构应建立生殖医学伦理委员会，并接受其指导和监督；生殖医学伦理委员会应由医学伦理学、心理学、社会学、法学、生殖医学、护理学专家和群众代表等组成；生殖医学伦理委员会应依据上述原则对人类辅助生殖技术的全过程和有关研究进行监督，开展生殖医学伦理宣传教育，并对实施中遇到的伦理问题进行审查、咨询、论证和建议。

第二节 稀缺资源的困扰——器官移植技术伦理

PPT

 实例分析 9-2

实例 2013 年 11 月 5 日下午，在四川大学华西医院重症监护室里，小琦圣被宣告脑死亡，但在呼吸机的运转下，他的心脏仍在跳动，虽宛若熟睡，却再也醒不过来了。而他的父母，选择了以另外一种方式延续小琦圣的生命——捐献器官。夫妇俩签署了《器官捐献同意书》将儿子的器官无偿捐献出来，将这种无私的爱传递下去。手术前，医生们集体低头默哀，"让我们用自己的方式祭奠，并感谢小琦圣和他父母的无私大爱……"简短而庄重的仪式结束，医生才开始手术……

在"中国器官分配与共享系统"的平台上，未来的 24 小时，小琦圣，这个刚 1 岁零 17 天的小男孩的肝脏、肾脏将分别被移植到正在华西医院和北京等待手术的 2 个陌生人的体内。

问题 1. 医务人员在器官移植手术之前集体默哀有何重要意义？

2. 实施器官移植技术目前在中国面临哪些伦理困境？

答案解析

器官移植技术被誉为"21 世纪医学之巅"，是人类攻克疾病进程中又一医学奇迹。伴随着外科学技术、器官保存技术和免疫抑制药物的发展促使技术越来越广泛被应用，给成千上万终末期患者带来生命的希望。然而，技术的实施和推广触及了传统的生命观和社会价值观等，错综复杂的矛盾和障碍牵绊了技术的发展，由此也引发了技术、伦理、法律、文化等方面的争议。

一、器官移植技术概述

（一）器官移植技术的含义和分类

器官移植，是指将健康器官移植到另一个个体内，并使之迅速恢复功能的手术。器官移植的目的是代替因致命性疾病而丧失功能的器官，使被移植个体能重新拥有相应器官，并正常工作。

其中，被移植的部分称为移植物，捐出移植物的一方称之为供体，接受移植物的一方称之为受体。根据供体和受体遗传上的关系，器官移植可分为：自体移植——器官移植的供、受体为同一个体；同系移植——遗传背景完全相同的个体间进行的细胞、组织或器官移植；同种异体移植——同一物种不同个体之间的组织或器官进行移植；异种移植——供体和受体属于不同物种的器官移植。与其他几种类型的移植相比，自体移植属于潜在地风险小，伦理争议最少。在同种移植中，以供者是活体和尸体，又可分为活体器官移植和尸体器官移植。

（二）器官移植技术的历史发展

器官移植在 20 世纪以前一直是人类的梦想，其经历了数百年的发展，攻克几大技术难关，经过人体试验和免疫抑制药物的研发，促使器官移植事业得到了突飞猛进的发展，造福整个人类。1954 年，世界上第一例成功的肾移植手术是由美国波士顿外科医生莫里（Murray）和哈佛大学的美瑞尔（Merril）在一对同卵双胞胎兄弟间进行的，手术受体存活了 8 年多，这是医学史上首次获得有功能并长期存活的病例。1967 年南非医生巴纳德（C·Barnard）成功实施了世界上第一例人体心脏移植手术，震惊了世界医学界。

我国器官移植工作始于 20 世纪 60 年代，1960 年著名泌尿外科专家吴阶平教授开展了首例同种异体肾移植。20 世纪 70 年代器官移植在我国正式发展起来。迄今为止，我国已开展涉及 28 种以上的人体器官移植，常用的移植器官包括有肾、心脏、肝、肺、胰腺等，随着技术的不断发展，包括小肠、肾上腺、胸腺、睾丸、子宫、颌面部组织在内的移植物同样被应用到器官移植领域。器官移植总量仅次于美国居世界第二位，国际上能够开展的人体器官移植手术在我国几乎都能实施，移植患者的一年生存率和五年生存率等指标已居国际领先水平。目前，中国内地已有 164 家医院经卫健委审定批准开展器官移植。

二、器官移植技术的伦理问题

（一）人体器官来源的伦理问题

从 2015 年 1 月 1 日起，我国停止使用死因器官作为器官移植的供体来源，公民逝世之后自愿器官捐献成为器官移植的唯一来源。器官移植供需之间的尖锐矛盾需大力推广自愿器官捐献来调节，但器官捐献的道路并不平坦，它受到了传统文化、社会价值观念、家庭集体主义思想、死亡观念等多因素影响，也引发了许多社会伦理问题。

1. 活体器官移植的伦理问题　活体器官捐献的行为完全出于个人意愿，自愿捐献是活体器官捐献的首要前提和唯一形式。目前可用于捐献的活体器官一般为有着较强代替功能或成对伴生的健康器官，如肝脏、肠、睾丸、皮肤、肾或骨髓等。活体器官移植需掌握一个前提：禁止牺牲一个健康的生命去换取另一个人的生命或健康，这不仅有悖伦理，更是违法行为。如人体独一无二的器官——心脏，不在捐献范围。

活体器官移植有着器官质量良好、排异发生率较低、移植者存活率高、手术可择期进行等几大优势，已经趋于成熟，逐渐得到了社会的接受。但其特性决定了其在为待移植患者增进健康、延长存活时间、提高生命质量的同时又对器官供者的身体带来难以避免的损伤，这使得活体器官移植在实行过程中遇到了伦理与道德上的尴尬境地。如何能够保证对捐献者的手术安全性，同时防止各种打着捐献名号进行的器官买卖，是必须审慎考虑的问题。

此外，未成年人捐献器官的问题也是伦理学界关注的焦点。一方面未成年人正处于生理发育期，被摘除器官可能对其未来健康造成巨大隐患，同时也可能对其心理健康产生不良影响。此外，未成年人往往缺乏理性的判断力和决策力，不具备完全知情同意的能力，而监护人或代理人替作决定，又可能存在迫于家庭或外部压力做出违背其本身自由意愿的捐献情况。因此，我国《人体器官移植条例》规定：任何组织或者个人不得摘取未满18周岁公民的活体器官用于移植。限制未成年人捐献活体器官，对其生命及健康权益给予法律上的特殊保护，已是国际共识。

因为大量的器官需求潜藏着巨大的经济利益，为了避免器官买卖犯罪和家庭之间捐献的尖锐矛盾，我国的活体器官移植被严格限制于亲属间的器官移植，是这方面规定最严格的国家之一。我国《人体器官移植条例》第十条对活体器官移植的对象和伦理审查制度进行了明确规定"活体器官的接受人限于活体器官捐献人的配偶、直系血亲或者三代以内旁系血亲，或者有证据证明与活体器官捐献人存在因帮扶等形成亲情关系的人员。"；第十八条"伦理委员会收到摘取人体器官审查申请后经2/3以上委员同意，人体器官移植技术临床应用与伦理委员会方可出具同意摘取人体器官的书面意见"。《人体器官移植条例》把活体器官移植的供、受体双方限制在亲属之间，其核心目的正是在于维护人权和社会的公平和正义。

2. 尸体器官移植的伦理问题　尸体器官是人体器官移植的重要来源。目前，公民自愿器官捐献是器官移植的唯一合法来源。为打破器官捐献率过低的僵局和解决当前器官捐献中存在的诸多问题，经过多方努力，终于在2013年2月25日，由原卫生部与中国红十字总会在全国正式启动"公民逝世后自愿器官捐献"工作，我国遗体器官捐献工作开始走向规范和成熟。

一直以来，影响尸体器官捐献的主要因素包括两方面，一是由于我国传统伦理思想的影响；二是人们传统的死亡观念及死亡标准。

（1）传统思想文化观念　"身体发肤，受之父母，不敢毁伤，孝之始也"。受传统思想文化观念的影响，"死要全尸"以及"善终"思想根深蒂固的扎根在人们的观念中；认为捐献死者器官是不孝不义之举，是伤害家人的行为，因此，国人死后愿意捐献器官者或同意捐献亲人器官者微乎其微。

（2）死亡观念和死亡标准的判定　中国传统的死亡观在一定程度上影响着民众捐献器官的积极性。我国当前临床上存在心脏死亡标准和脑死亡标准，但大部分公民接受不了脑死亡标准，对于判定已脑死亡、但仍有呼吸和心跳的患者，此时摘取他们的器官，在情感上让家属难以接受；另一方面，如何保障潜在或已作出决定捐献者的利益不受侵犯，成为人们关注的焦点。

目前可借鉴的鼓励器官捐献的做法，有以下几种形式。①鼓励自愿捐献。自愿捐献是各国器官捐献地首选方式，是基于供体无私奉献的精神，政府积极宣传器官捐献的价值和意义，使民众主动参与公益事业当中。②推定同意，又称法定捐献，是指为了科学和治疗的目的，法律授权医师在病人死亡后从其尸体上采集所需组织和器官。西班牙是目前世界器官捐献率最高的国家，相关法律规定，公民在世时没有明确声明不捐献器官的均视为同意捐献。目前已有不少国家立法以采取推定同意收集组织和器官，如丹麦、波兰、比利时、瑞典、芬兰、希腊、挪威等。③有偿捐献。西方有些国家尝试通过一些财政手段鼓励器官捐献，或给捐献者家庭一些非金钱的特殊利益。在美国，很多人生前即根据器官移植和捐献法，签署协议，死后自愿捐献器官，并在器官移植中心留有血样，必要时做组织配型用。这些签署协议的人，如果患病需要移植器官，也相应享有优惠待遇。

截至 2021 年 2 月 26 日，中国有效器官捐献志愿者登记人数 3032419 人；截至 2021 年 2 月 15 日，实现捐献 33139 例，捐献器官 97593 个，超过过去半个世纪公民自愿捐献量总和，鼓励公民器官自愿捐赠之路任重而道远，仍需大力宣传和激励。

 知识链接

《中国人体器官分配与共享基本原则和核心政策》

为深入贯彻落实《人体器官移植条例》，进一步完善人体器官分配与共享政策，保障人体器官科学公正分配，维护人民群众健康权益，国家卫健委制定了心脏、肺脏分配与共享核心政策，形成了《中国人体器官分配与共享基本原则和核心政策》（国卫医发〔2018〕24 号）。

《基本原则和核心政策》明确为鼓励公民逝世后器官捐献，同一分配层级内符合以下条件的肝脏、肾脏、心脏、肺脏移植等待者，在排序时将获得优先权：（1）公民逝世后器官捐献者的直系亲属、配偶、三代以内旁系血亲；（2）登记成为中国人体器官捐献志愿者 3 年以上。

（二）人体器官商业化的伦理问题

我国虽然为世界第二器官移植大国，然而现阶段公民器官捐献率仅约为 0.6/100 万人口。据不完全统计我国每年有 100 万患者需要肾脏移植，约有 30 万终末期肝病患者需要肝移植，而这其中大约仅有 1% 的患者能获得器官移植的机会。

鉴于人体器官买卖和商业化有违人类道德和严重的社会危害性，各国普遍对这种行为予以明令禁止。我国《人体器官移植条例》规定：任何组织或者个人不得以任何形式买卖人体器官，不得从事与买卖人体器官有关的活动。全国人大常委会并于 2011 年 5 月 1 日起施行的《刑法修正案（八）》中专门就此问题做了规定。依照《刑法修正案（八）》第三十七条的精神，买卖人体器官的，如果供体同意卖器官，构成非法买卖器官罪；如果供体不同意，用强迫或诱骗手段摘取的，构成故意伤害罪，后果严重的还可以构成故意杀人罪。这一规定，填补了司法机关对器官贩卖者的法律空白，也体现了司法公正和社会文明。

（三）人体器官分配的伦理问题

人体器官属于稀缺的卫生资源，供需严重不平衡。谁有权利来分配稀缺器官？依据什么标准进行分配？谁有权利优先得到器官？这些问题涉及了人体器官分配中的一个基本伦理问题，如何公正地分配资源、合理有效地利用现有器官等稀缺卫生资源。对此，不少国家都制定了相应的标准，这包括临床医学标准、非医学标准和社会标准，也有其他的标准。

临床医学标准是指由具备有关知识和经验的医务人员在进行器官移植前，根据移植的医学标准即适应证和禁忌证，对病人进行全面的评估，并做出判断。临床医学标准的判断通常包括以下三个方面：①器官功能衰竭严重，无其他疗法治愈，短期内不移植将导致死亡者；②受体整体功能好，对移植手术可耐受并无禁忌证；③免疫相容性好，移植后有良好的存活前景者。临床医学标准是根本的，也是处于优先的位置的。

非医学标准主要根据以下方面作出判断：①预期寿命：病人的年龄与术后的预期寿命，在不同年龄受者均符合医学标准的情况下，应坚持年轻受者优先的原则。②个人行为：治疗中积极配合者优于消极者，病人家庭支持者优于反对者。③生命质量：如果移植后病人的生命虽存续，但始终处于病痛的折磨中，生活质量低，那么移植手术的价值应被考虑。

社会标准是指根据病人的社会价值、应付能力等社会因素筛选器官移植的受体。根据以下三方面判断：①对社会的重要性：指病人对未来社会贡献的潜在能力和价值；②病人应付能力：主要指病人社会应付能力、经济支付能力等；③对医学科研的价值性：器官移植技术的研究和进步会影响医学的发展和人的生存权利，也将会给人类健康带来更多的福音，因此科研价值标准也应成为被考虑因素。

在上述 3 种标准并存时，在选择受体时应优先考虑临床医学标准。当选择受体遇到伦理难题时，应该提交医学专家、伦理专家、社会学专家等组成的医学伦理委员会慎重讨论和公正裁决。

三、器官移植技术的伦理原则

器官移植技术的研究和应用关乎医学科学发展，涉及人类健康利益和每个家庭幸福，在开展这项技术时，医务人员要掌握和遵循伦理原则，以保证器官移植技术真正造福于全社会。

（一）健康利益至上原则

器官移植作为高端的医学技术手段，其实施必须把供体的健康和幸福放在第一位。操作移植技术的医疗机构及医护人员应建立活体供体健康状况调查制度、健康影响评估制度、器官来源审查制度和手术许可证制度，从医学层面和技术角度上保证活体供体的健康安全。尸体器官一定要在确认病人已死亡后才能进行采集，不能因为受体的需要，而放弃对供体生命的救治或健康的维护。在器官采集过程中应当严肃、礼貌、规范，尊重尸体，以体现一个医务工作者良好的人文修养和道德风尚。

（二）知情同意原则

知情同意是器官移植的首要伦理原则，是供、受双方作出决定的前提条件。它是指向供体和受体双方或亲属或法定代理人充分说明器官移植的程序，客观地说明相关的诊断结论和治疗决策的依据，可能造成的损伤、风险及意外与其他可供选择的治疗方案和利弊信息等，让患者对器官移植有充分的理解，并尊重患者自主意愿作出决定。我国的《人体器官移植条例》规定："公民生前表示不同意捐献其人体器官的，任何组织或者个人不得捐献、摘取该公民的人体器官；公民生前未表示不同意捐献其人体器官的，该公民死亡后，其配偶、成年子女、父母可以以书面形式共同表示同意捐献该公民人体器官的意愿。"知情同意保障了供体和受体的双方合法权益，相关组织和部门不应将知情同意流于形式。

（三）效用与公正原则

所谓器官移植分配的效用与公正原则是指在器官来源紧缺的现状中，对于可供移植的器官进行分配应遵循效用原则，使得受体利益最大化，但效用原则必须在公正的基础上进行，不得掺杂私心。政府必要建立和完善一个符合社会公认伦理准则的器官捐献和移植管理体系，进行公民无偿器官捐献的动员与登记，通过合理地捐献程序和法规确保捐献者权益，保证器官的公正分配和合理使用。

（四）禁止商业化原则

器官是人体的一部分，器官无偿捐献体现着一种纯粹的社会公益行为、助人精神，而有偿捐献容易随着经济利益的介入而演变为明"捐"实"卖"，所以器官商品化于情于理是得不到伦理和法律支持的。

第三节 生命安宁的守护——医学死亡伦理

实例分析 9-3

实例 2015年10月31日晚7点26分左右，在眉山城区杭州路中段一处人行斑马线上，阿林母亲朱素芳被一辆摩托车撞飞，后被送至眉山市人民医院救治。经医生全力抢救，朱素芳恢复心跳，但只能靠呼吸机维持呼吸。其间，主治医生曾多次告知阿林，其母亲生命体征已处于脑死亡状态。后来，经征求阿林及其家属同意，朱素芳被送进重症监护室。时过两天，11月2日下午，阿林获准进入重症监护室探视。当看到母亲已面目全非，他情急之下，伸手拔下了套在母亲鼻子上的呼吸机管。当值医护人员见状，予以阻止并报了警。当天下午4点53分，经抢救无效，医院宣布朱素芳临床死亡。与此同时，阿林被警方带走。

问题 1. 阿林行为属于谋杀吗？为什么？

2. 脑死亡状态一旦被判定，医务人员和家属应如何抉择？

答案解析

死亡是生命过程的一部分，是生命活动不可逆地终结。人的死亡涉及许多伦理和法律问题，随着医学和社会的进步，医务工作者作为维护生命和健康的专业人士，在照顾人的生命和最后阶段时，也面临崭新的伦理困惑。

一、死亡的概念和标准

（一）传统的死亡标准

一般而言，人们把死亡理解为生命的终结、终止和消失，其本质是个体生命终结和自我意识的丧失，是不可逆转的自然规律。从远古社会开始一直延续到20世纪，医学一直把心肺功能作为生命最本质的特征，1628年，英国学者哈维在《心血运动论》中，第一次科学地揭示了心脏在血液循环中的功能和作用，由此更加稳固了心肺死亡标准的权威地位。但是，随着现代医学的发展，很多心脏一度停止跳动的人被抢救成功并活了下来，以传统死亡标准来判定死亡在现实中屡遭质疑。首先，在长期的医学实践中发现，死亡是分层次进行、连续发展的过程，并非骤然发生的，心肺死亡作为死亡的一个层次并不绝对预示或标志整个个体死亡。其次，医学技术在抢救心搏、呼吸骤停方面有了突飞猛进的发展。心脏起搏器和人工呼吸机能使许多病人"起死回生"。再者，心脏移植技术方面取得突破性的进展，从根本上动摇了心肺死亡标准。在此背景下，医学专家们开始去思考传统心肺死亡标准的局限性，并探索更科学的死亡判定标准。

（二）脑死亡标准

"脑死亡"概念首先产生于法国。1959年，法国学者 P. Mollaret 和 M. Goulon 在第23届国际神经学会上首次提出"昏迷过度"的概念，同时报道了存在这种病理状态的23个病例，并开始使用"脑死亡"一词。他们的报告提示：凡是被诊断为"昏迷过度"的病人，苏醒可能性几乎为零。医学界接受并认可了该提法，使对"脑死亡"的认识和理解开始进入医学科学视野。

所谓的脑死亡是某种病理原因引起脑组织缺氧、缺血或坏死，致使脑组织功能和呼吸中枢功能达到了不可逆转的丧失阶段，最终导致病理性死亡。一旦确定为不可逆地丧失功能的脑死亡者，即使继续使用人工心肺机和心脏起搏器进行维持生理体征，也不可能复活了。

1968年在第22届世界医学大会上，美国哈佛医学院脑死亡定义审查特别委员会提出了"脑功能不可逆性丧失"作为新的死亡标准，并制定了世界上第一个脑死亡诊断标准，简称哈佛标准，内容包括：①不可逆的深度昏迷；②自发呼吸停止；③脑干反射消失；④脑电波消失（平坦）。凡符合以上标准，并在24小时或72小时内反复测试，多次检查，结果无变化，即可宣告死亡。但需排除体温过低（<32.2℃）或刚服用过巴比妥类及其他中枢神经系统抑制剂两种情况。此外，对婴幼儿的脑死亡诊断必须谨慎。

目前，由于世界各国思想、文化等方面的差异，脑死亡标准接受程度不尽相同。世界上许多国家还是采用"哈佛标准"或与其相近的标准；有近30个国家立法通过了脑死亡标准，80多个国家陆续建立了脑死亡标准。我国对脑死亡尚未形成统一的认识。

（三）脑死亡标准的伦理意义

1. 有利于科学地判定死亡 传统心肺死亡标准由于其局限性，并不是判断死亡的可靠标准。脑是人的思维载体，脑死亡后作为人的本质特征的意识和自我意识已经丧失，那么有意义的生命个体就不存在了。脑死亡标准的确立和采用，能够科学地鉴别真死与假死，为处于假死状态的患者争取抢救的宝贵时间和机会。

2. 合理有效地利用卫生资源 现代医学技术，但能够使用医学手段和机器去维持脑死亡状态病人的心跳和呼吸，但需要耗费巨大的医疗资源，对家庭而言，高额的医疗费用和陪伴、看护增加了亲属的经济和精神负担。对于社会而言，将有限的医疗卫生资源用于脑死亡患者的维持治疗上无疑是种巨大的浪费。脑死亡标准的确立和采用，不仅节约了医疗卫生资源，同时减轻了家庭负担，具有明显的伦理价值。

3. 有利于器官移植的开展 脑死亡标准的确立和采用，提高了被移植器官的成活率，解决了阻碍器官移植的难题，推动了器官移植技术的开展和发展。

4. 有利于促进法律的完善和社会文明的进步 脑死亡标准的确立为法律处理相关问题提供了科学依据，如遗产继承、医疗事故鉴定、刑事诉讼、人寿保险等各个方面。同时，脑死亡标准的实施需要法律制度的支持和保障，体现了国家法律体制的完善和进步。此外，脑死亡标准的确立，有利于帮助人们树立科学积极的生死观，正确认识和对待死亡，从而促进社会文明的进步。

（四）我国脑死亡立法困境

在我国，脑死亡立法的障碍在于它不仅需要生命科学和医学的科学依据，还需要充分考虑我国民众的社会文化、伦理道德和思想观念。目前存在的争论和质疑主要来自社会文化、价值观念和伦理道德方面。

1. 传统死亡观念影响 传统死亡观念已在人们心中根深蒂固，认为心脏停止跳动、呼吸停止才为真正的死亡。脑死亡的病人仍存在心跳、呼吸，停止对其施救并宣布死亡，难以接受。

2. 对脑死亡立法的误解 在反对脑死亡的呼声中，道德至上论最具诱惑力。有人以为，脑死亡立法为发展器官移植和节约有限的医疗资源扫清了障碍，具有极强的功利性和目的性。这种观点是错误的，制定并执行脑死亡标准的直接目的在于维护死亡病人的尊严，体现人道主义，同时，也可间接节约卫生资源，减轻家庭的经济和心理负担，并有利于器官移植的开展。

3. 死亡判定实践操作性问题 实施脑死亡标准，对于医生的准入资格和医院的准入资质都需要一个严格的审定，到底由谁来监控、如何监控，还需在实践中进一步规范。脑死亡的立法和诊断的推行，第一个在于科学性，第二个是公平性。1999 年前卫生部颁布的《脑死亡判定标准草案（成人）》和《脑死亡判定技术规范》规定，只有县级以上有相应设备的地、市级医院可以判定脑死亡。应由神经内外科医师、急诊科医师、麻醉科医师，ICU 医师中工作 10 年以上，具有高级职称，并且具有判定脑死亡资格证书医师作出判定。在 2 位医师判定后 12 小时，由另 2 位医师再复核。这与美国的要求相比较无疑更加严格。此外，参与脑死亡判定的医师必须和器官移植工作无关。

二、安乐死的伦理

安乐死是人对自身价值和尊严的一种追求。由于安乐死涉及社会诸多复杂关系，人们是否有权利选择和接受"有尊严的死亡"具有一定的伦理争议。

（一）安乐死的含义和分类

1. 安乐死的含义 安乐死一词源于希腊文，原意是"幸福"地死亡。安乐死是指对患有不治之症且又极端痛苦的病人，在不违背其真实意愿的前提下，出于对其死亡权利和个人尊严的尊重，为解除病人痛苦而由医务人员实施的终止维持生命的措施，使其自行死亡或采取积极措施，使其加速死亡的一种医疗行为。安乐死的目的是避免痛苦的折磨，改善死亡前的自我状态，维护人的生命尊严。

2. 安乐死的分类

（1）按照安乐死的执行方式来分，可分为主动安乐死与被动安乐死两种类型。主动安乐死是指应患者本人要求，医生采取积极措施，主动结束或加速结束病人痛苦的生命，使其安宁舒适地离去。被动安乐死是指应患者本人要求，停止或撤销治疗或抢救措施，任其自然死亡，即不以人为的方法延长患者的痛苦及死亡过程，仅仅给予减轻痛苦的支持治疗。相对而言，在社会和医学实践中，被动安乐死更容易被人们接受，主动安乐死的争议较大。

（2）按照表达意愿方式的不同，可分为自愿安乐死和非自愿安乐死。自愿安乐死是指患者本人在意识清醒、有行为能力的状态下，表达安乐死的愿望。非自愿安乐死是指安乐死的愿望并非由患者本人表达，而是由家属或其他人员提出，主要见于无行为能力的病人（如婴儿、植物人、精神病人、智力严重低下者等）。非自愿的安乐死是一种存在较多伦理和法律问题的安乐死方式，涉及人的知情同意及自主权问题。

即学即练 9-2

下列行为中能够引发最大的伦理争议的是（　　）。

A. 自愿主动安乐死　　　　B. 自愿被动安乐死　　　　C. 非自愿主动安乐死

答案解析　D. 非自愿被动安乐死　　E. 以上均属于

（二）安乐死的特征和实施对象

1. 安乐死的特征 安乐死与一般的死亡相比，具有以下特征：安乐死执行者的动机和意图必须是道德的；安乐死必须由医务人员参与；安乐死的对象必须是在目前医学条件下生命质量无法复原的患者；安乐死必须是由病人或家属自己提出要求，才可以实施。

2. 安乐死的实施对象 要具体确定安乐死的对象，在实际操作中存在一定的困难。现在比较一致的认识是，安乐死的对象必须具备下列几个条件：目前的医学诊断技术确切地证明，病人身患绝症且出于濒死期；病人遭受巨大的、难以忍受的痛苦；必须出于本人真实意愿。

（三）安乐死的伦理争议

有关于安乐死的争议已达半个多世纪，它的问题相当复杂，不仅涉及医学，还涉及社会、经济、伦理道德、传统文化和观念、风俗习惯及科学发展程度等问题，所以至今未能在世界范围内得到普遍一致的认同，支持和反对方的观点截然不同。

1. 赞成安乐死的观点　赞成者以病人自主原则、生命价值原则和社会公益原则等为伦理依据，认为安乐死是社会进步和文明的表现，是符合伦理道德的。主要观点如下：首先，当病人患有不治之症，处于极端痛苦的濒死状态时，任何治疗措施只能维持和延长生命，丝毫不能减轻他们的痛苦。实施安乐死可以结束其肉体和精神上的折磨，选择体面而舒适的死亡方式，符合患者的切身利益，也是保障生命质量和生命价值的体现。其次，任何人有生的权利，也有选择死亡方式的权利。对于病人在清醒状态下自主的"优死"选择，社会应该保护，医务人员和家属应该给予同情和支持。安乐死实际上是对人的死亡方式自主权的尊重。第三，人生的意义不只是"活着"，对尊严的追求是人的特质和基本需求。对于那些身患绝症、濒临死亡的患者，处于永久昏迷的"植物人"，有严重缺陷的新生儿等，人的尊严往往因为疾病的折磨不复存在。采取安乐死的方式维护了生命的尊严。第四，医疗卫生资源和社会资源是有限的，如果对一些不治之症的患者实施安乐死，将其临终前的医疗费用、卫生资源节省下来，用于更需要的地方或更需要的人，无疑有利于将有限的资源合理公正地分配，发挥资源的效率和效益，符合社会公益原则。第五，可以减轻家庭和家属的精神、经济、情感的压力，解放生产力。第六，追求生命质量，选择安详死亡的途径和结束痛苦的方式，是对陈旧落后的观念一种挑战，有利于推动社会精神文明发展。

2. 反对安乐死的观点　反对者的道德依据主要来自传统的生命神圣论、病人利益原则和义务论等。主要观点如下：首先，"生命神圣论"认为生命是神圣的，任何人们都没有结束自己生命的权利。安乐死是故意剥夺了病人的生命权，在道德上是不允许的。其次，救死扶伤是医生的神圣职责和使命，传统医德要求医务人员在任何时候都要竭尽全力去解除病人的疾苦，促进和恢复病人的健康，不得做任何损害病人健康和生命的事情。而安乐死则让医务人员放弃了生命，放弃了救治，这是违背传统医德的。第三，实施安乐死实际上是允许变相杀人，也有可能形成故意杀人。安乐死可能为某些不法之徒提供拒绝履行赡养义务或谋取遗产的机会，并在全民医疗保险制度和法制尚不完善、民众素质不高的社会中，容易导致权利的滥用，引发一些社会问题，造成严重的社会危害。第四，"不可逆"、"无法治愈"是相对的，随着医学的发展，许多救治无望的患者可能因为新技术、新方法的出现带来了生命的转机。安乐死可能使患者丧失救治的机会，并不利于医学的发展。医学就是在与各种疾病的斗争中不断发展和创新的，如果实施安乐死，在一定程度上不利于医学科研的进步。

总之，人们对生命的基本态度和观念影响这对安乐死的看法。近30年来，随着争论的日益广泛和深入，已有越来越多的人认识到安乐死作为人类自身文明的一个环节，是社会进步的标志。

（四）我国安乐死立法困境

2002年4月1日荷兰成为全世界上第一个安乐死合法化的国家，法案正式生效。我国安乐死合法化进程中出现的现实障碍主要有：传统伦理道德观念；法律依据缺乏。①中国人的传统观念认为人的生命是至高无上的，所以不仅要无条件珍惜人的生命，而且也要尽可能延长自己的生命。安乐死合法化的传统观念在一定时期内还不可能产生根本变化。②实施安乐死缺乏法律依据，法制状况有待完善。中国宪法、刑法和民法等法律均未对实施安乐死的行为做出相应规定。实际上，实施安乐死的行为与我国现行法律规定是相违背的，所以，解决安乐死与相关法律之间的协调关系是讨论安乐死立法必须首先要解决的问题。

 知识链接

我国首例安乐死案件

1986 年，陕西汉中的王明成母亲夏素文因肝硬化晚期腹胀伴严重腹水，被送往医院。不堪疼痛地折磨，老人多次喊着要死。不忍心母亲受罪，王明成和妹妹请求为她实施安乐死。由于国家没有相应的规定，经过儿女的一再恳求，医生才先后两次为老人开了 100 毫克的复方冬眠灵。在注射药物后，老人安详地离去了，但王明成和医生却因涉嫌故意杀人被提起公诉，并差点因此获刑。

在为母亲实施安乐死 17 个年头后，王明成因胃癌晚期住进了医院。对王明成来说，每天最让他沮丧的事是醒来后发现自己还活着。病痛无休止地折磨他，最终他向医院提出了为自己实施安乐死。又因国家没有相应的规定，王明成也没能实现安乐死的愿望，于 2003 年在病痛中离开了人世。

三、安宁疗护的伦理

临终是生命结束前的必经之路，死亡是人的自然回归。对濒临死亡的患者给予亲切的抚慰、良好的照顾和尽可能地帮助，解除痛苦和心理上的恐惧，帮助他们舒适、宁静、坦荡、尊严地面对死亡，在充满人间温情、生命价值的气氛中平和的回归大自然，是安宁疗护事业发展中引人深省的伦理学问题。

（一）安宁疗护的含义

安宁疗护也称临终关怀，临终关怀运动起源于西方，始于 20 世纪 60 年代。1967 年英国医生桑德斯创办了世界上第一个以照护临终患者为主要宗旨的临终关怀医院——圣克里斯多弗安宁院，受到世界各国医护人员的尊重。之后，世界上许多国家和地区开展了临终关怀服务实践和理论研究，1988 年 7 月 15 日，我国第一个临终关怀研究机构——天津医学院临终关怀研究中心诞生了。在临床实践方面，30 个省区市，除西藏外，各地都纷纷因地制宜地创办了临终关怀服务机构。北京的临终关怀机构比较著名的是朝阳门医院"临终关怀"病区和松堂医院。

"安宁疗护"是指由社会各层面（护士、医生、社会工作者、宗教人士、志愿人员以至于政府和慈善团体人士等）组成的机构为现代医学治愈无望的病人，缓解其痛苦，维持其至死的尊严，帮助临终者安宁地走完生命的最后历程，为临终者及其家属所提供的生理、心理和社会的全面支持与照护的一系列立体化社会卫生保健服务。安宁疗护的目的和宗旨是减少临终者的痛苦，提高他们的生命质量，维护他们的尊严，同时希望给予他们精神上的支持以及承受所有事实的力量，消除临终者及其家属对死亡的焦虑和恐惧，使临终者活得有尊严，安宁的离世。

（二）安宁疗护的特点

1. 以临终病人为对象，家庭为中心　安宁疗护是以临终病人为对象，特别是晚期肿瘤病人，至于临终期从何时开始，每一个病人是不同的。临终病人在生活上多数难以自理，最需要家庭、亲人的关爱，然而由于家庭成员往往难以处理好与临终病人的关系并为其创造一个良好的终老环境。因此，为临终病人创造一个家庭般的环境和给予家属关怀也是非常重要的。

2. 以缓解疼痛为目的，全面护理为手段　疼痛及其与其相伴而生的恐惧感缠绕着临终病人，特别是晚期肿瘤病人，因而影响着他们临终生活的质量，所以缓解疼痛和其他不适是安宁疗护的目的。临终病人的疼痛与所患疾病有关，但同时可能会由于恐惧、焦虑、厌倦、孤独感、精神压力、缺少亲情关注以及身体的局部不适而加重，也会由于环境幽静、注意力分散、精神放松、亲人关爱和医务人员的体贴等而减轻。因此，提供全面的护理手段，包括营造温馨、和谐的环境，充分、全面的生活和心理护理，尽可能满足病人的需要等，是非常必要的。

3. 以医护人员为主导，社会志愿者为辅助　医护人员掌握医学知识和理论，能最大限度地减轻病人的疼痛和痛苦，评估并满足临终病人及家属的需求，因此安宁疗护是以医护人员为主导，辅以社会志愿者通过与病人、家属的沟通、交流、聆听以及为病人做一些基本的生活护理等，给予病人和家属以精神和感情上的支持，增加信心和力量，使其不感到孤独和无助。志愿者以无私的爱心，热心服务，已成为临终事业发展的基础，这也是安宁疗护的一个重要特点。

（三）安宁疗护的具体内容

1. 使患者逐渐认识并接受死亡，树立正确的死亡观　医务人员"优死"教育要贯穿于病人临终期的全过程，并针对其心理变化的不同时期开展不同的心理疏导工作，帮助患者及家属以相对比较平静的心情对待死亡。

2. 努力控制患者症状，尽量满足其生理需求　对待临终病人，医生应当把"治愈病人"的治疗目标转向缓解症状。一是要帮助病人解除躯体疼痛；二是重视对止痛术的研究；三是保持病人体位舒适、身体洁净，保持周围环境安静温馨、空气新鲜、光线明亮、温度适宜，尽可能让病人吃到可口的饭菜。

3. 耐心做好心理护理，尽量减轻患者精神痛苦　对临终病人的护理，应尽量满足其安全感需求、爱的需求、自尊的需求。一是态度亲切、温柔自然，可起到平复患者的作用；二是语言恳切，真挚柔和，使患者感到时时处于关怀和体贴之中，以避免忐忑不安；三是态度诚恳，动作轻柔，医生对濒死患者应守护身边不离，以避免患者临死前的孤独感，即使对昏迷患者也应精心照料、不厌弃；四是宽宏大度，体贴谅解，对临终病人因痛苦折磨而导致的无礼或责难医务人员应予以宽宏谅解；五是善解人意，满足心愿，对临终病人的要求如请亲人陪伴、交代身后事宜、要求参与护理方案的制定和要求保密等，均应尽量满足并提供方便。

4. 认真做好家属工作，协助处理善后事宜　一是做好尸体处理，使遗容安详、衣冠整洁。这是对死者的尊重，也是对死者家属的抚慰；二是做好劝慰解释，及时安抚家属；三是为社会公益和发展科学事业而努力。在可能的情况下，尽量动员病人和劝其家属捐献尸体和器官，使死者能为更多的患者带来生的希望和幸福；四是实行优质送终服务。在有条件的医院可实行死亡的程序服务，使服务工作善始善终，让死者安息，使家属满意，并让所有关心死者的人放心。

（四）安宁疗护的伦理意义

1. 安宁疗护是医学人道主义的深化和升华　安宁疗护在是在全社会的参与下，为临终病人提供温馨舒适的终老环境，帮助病人解除肉体和精神上的痛苦，使其有尊严、安详、舒适的离去，同时为家属提供心理的支持和慰藉，减轻心理负担和精神压力。因此，安宁疗护更完善地诠释了医学人道主义的内涵。

2. 安宁疗护体现了生命论的统一　当个体的生命即将终结的时候，能够得到社会和人们的尊重、理解、关心和照顾，能够在安宁、舒适的环境和过程中结束生命，能够对自己的人生经历表示满足和无憾，能够坦然勇敢地面对死亡，这即维护了患者临终时的尊严和生命神圣，提高了患者临终阶段的生命质量，又体现了生命的神圣和生命的价值。

3. 安宁疗护是人类文明进步的标志　安宁疗护是一项带有公益属性的医疗事业，需要全社会的参与。接受安宁疗护的病人在医院接受到社会各界人员的照顾和关心，这充分体现了人类的大爱和温暖，促使人性展现出最真实而善良的一面，这不仅是社会发展的需要，也是人类文明进步的标准之一。

4. 安宁疗护有利于节约医疗资源　安宁疗护是国家卫生工作的一项重要内容，它在医疗方面的重点是以解除病人痛苦和预防并发症来提高病人的生命质量的，一般提供姑息性的、支持性的安宁照料，不使用贵重药品，不做过度治疗，这样避免了卫生资源不必要的浪费，提高了卫生资源的使用效率和价值。

总之，安宁疗护是一项符合人类利益的崇高事业，对人类社会的进步具有重要的作用。

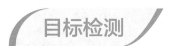

答案解析

最佳选择题

1. 我国提倡通过何种途径获得供体移植器官（　　　）。

　　A. 互换器官　　　　　　　　B. 自愿捐献　　　　　　　　C. 器官买卖

　　D. 强行摘取　　　　　　　　E. 约定赠送

2. 在我国实施辅助生殖技术，符合卫健委制定的伦理原则的是（　　　）。

　　A. 医务人员有权对剩余的胚胎进行任何处理

　　B. 一名供精者可以给 5 名以上的妇女受孕

　　C. 实施医学需要的性别选择

　　D. 遗传父母对有出生缺陷的试管婴儿负有相应的法律权利和义务

　　E. 代孕在我国允许黑市进行

3. 安宁疗护医院或病房与普通的医院或病房相比，具有以下的特点，除了（　　　）。

　　A. 收治对象主要是临终患者

　　B. 以治疗疾病为主

　　C. 不以延长患者的生命为目的

　　D. 不但关怀患者，对其家属也给予照护和慰藉

　　E. 为了提高患者生命终末期的生存质量

4. 选择器官移植受者的首要标准是（　　　）。

　　A. 受者在家庭中的地位　　　　B. 受者过去的成就　　　　C. 受者未来可能的贡献

　　D. 移植的禁忌证与适应证　　　E. 受者的经济能力

5. 主动安乐死是指（　　　）。

　　A. 放弃抢救濒死者生命的措施，任其死亡

　　B. 病人自己结束痛苦的生命

　　C. 对濒死病人给予适当的维持治疗，使其安然死亡

D. 对治愈无望的患者，利用人工干预的医学方法，加速其死亡

E. 主动放弃老、幼、病、残等弱势群体的生命

6. 下列关于脑死亡标准说法不正确的有（　　　）。

A. 不可逆的深度昏迷　　　　B. 各种脑干反射消失　　　　C. 心肺功能停止

D. 脑电波平坦　　　　E. 自发呼吸停止

7. 现阶段，我国应用的合法死亡判定标准是（　　　）。

A. 心肺死亡　　　　B. 脑死亡　　　　C. 心肺死亡与脑死亡

D. 深度昏迷　　　　E. 脑电波平直

8. 关于器官移植，下列说法中错误的是（　　　）。

A. 我国应提倡自愿捐赠器官

B. 买卖器官的行为受大众强烈谴责，但没有纳入刑法

C. 对特殊群体遗体的器官捐献必须尊重知情同意原则

D. 继续完善器官分配系统，建立公正、公平、公开的共享体系

E. 器官买卖黑市市场务必要加大惩治力度和打击违法犯罪

9. 某医疗辅助生殖技术机构在没有通知当事人情况下，将其冷冻保存精子为一患者提供了人工授精技术，该机构违背了哪项伦理原则（　　　）。

A. 有利于受者原则　　　　B. 知情同意原则　　　　C. 社会公益原则

D. 保护后代原则　　　　E. 伦理审查原则

10. 患者杨某，男，78岁，因胃癌晚期住院治疗。由于不能忍受病痛折磨，其本人多次向主治医生、家属提出实施安乐死，均被医生拒绝。杨某只有以拒绝治疗的方式来摆脱难以忍受的痛苦。医生的做法（　　　）。

A. 体现了医学人道主义的要求

B. 反映了医生"治病救人"的本职工作

C. 遵守法律底线，医务人员没有帮助患者安乐死的权利

D. 体现了对患者临终的照顾和关怀

E. 反映了医生"救死扶伤"的工作宗旨

书网融合……

知识回顾　　　　微课　　　　习题

（张　槃）

第十章　医药伦理素质及其养成

学习引导

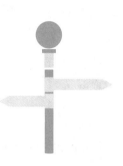

学好医药伦理学对于医药伦理素质及其养成是非常重要的。素质养成是一个过程概念，是素质、素养循序渐进的发展过程。医药伦理素质及养成是通过医药道德教育的活动、方法和评价过程来体现，最终形成良好的医药道德品格。

医药道德教育作为人文素质教育的一部分，其成效和价值是一种隐性的长远存在，尽管公众都承认其必要性和重要性，但很多时候公众更愿意将精力和时间用于可视化的短期目标，而忽视这些不可立获的隐性的精神层面的追求。

本章将认识医药道德教育的内容和含义，探讨和建立医药道德修养的方法和评价体系，探索医药道德教育在人文精神层面的内在含义。

学习目标

1. **掌握**　医药道德教育的内容；医药道德修养的内容和境界。
2. **熟悉**　医药道德教育的含义；医药道德修养的方法和途径；医药道德评价的标准和依据。
3. **了解**　医药道德教育的方法；医药道德修养的意义；医药道德评价的含义和意义；医药道德评价的方法。

第一节　净化心灵的智慧——医药道德教育

PPT

实例分析 10 - 1

实例　屠呦呦，中国中医研究院终身研究员。2015 年因发现青蒿素治疗疟疾的新疗法，获得诺贝尔医学奖。1951 年，她如愿考入北京大学医学院，所选专业正是当时一般人缺乏兴趣的生药学。她觉得生药专业最接近中医药领域，符合自己的志趣理想。屠呦呦一生潜心研究，心无旁骛。20 世纪七十年代科研条件比较差，他们用水缸作为提取容器。1971 年，屠呦呦课题组在第 191 次低沸点实验中，发现了抗疟效果为 100% 的青蒿提取物，为了尽快上临床，她和科研团队亲自服用，数次中毒，仍然坚持不懈，他们正是凭借着这种顽强的奉献精神和踏实肯干的医学工匠精神，最终挽救了数百万生命。相信，在中国医药人员的不懈努力下，中医药未来将给更多人带去福音。

答案解析

问题　1. 如何看待屠呦呦对中药专业的坚守？

2. 屠呦呦的医德修养对我们有何启示？

一、医药道德教育的含义

医药道德教育，是依据医药道德原则和规范，对医药人员进行有计划、有组织、有目的、有系统的教育活动。对医药人员进行的道德教育，包括知、情、意、信、行。知，指道德认知，包括道德规范、道德原则、道德评价标准、道德教育目标等的认知。情，即道德情感，包括道德态度、道德心理等。意，即道德意志，包括毅力、反思等。信，就是信念，是医务人员发自内心地对医学道德的真诚信仰和强烈的责任感。行，是指道德行为，注重于道德实践和活动。

其中，知是前提，只有具备相关认知才能明确方向。情，从当今社会来讲，它是医药道德教育的核心因素，可以激发对知识的渴求，坚定自己的意志。在知、情、意、信、行五者当中，情是一个人道德发展的根本内在动力；行，是知情意信的外在体现。知、情、意、信、行相互作用，有机统一，都是道德教育中必不可少的重要环节。

二、医药道德教育活动的内容

医药道德教育活动的内容就是提高医药人员的道德认识，陶冶道德情感，培育优秀的道德品质。良好的医药道德风尚关系到医药学科技发展的明天。

由于医药人员思想意识的多层次差异，以及影响医药人员思想的外界因素的多种多样，决定了医药道德教育是一个非常复杂的过程。医药道德教育是医药人员医德品质形成和发展的动力，其教育过程实质上是解决医药道德品质形成中一系列矛盾的过程。其具体内容如下。

1. 提高医药道德认知　医药道德认知是指医药人员对医药道德理论知识及原则的感知、理解和接受。认知是行动的先导，没有医药道德的认知，就很难形成良好的医药道德行为。所以，有意识地提高医药道德的认知水平，对每一个医药人员来说，显得十分重要。因此，通过各种途径、采用各种方式，帮助各类医药人员提高对医药道德的认知水平，是医药教育工作的首要环节。

2. 培养医药道德情感　医药道德情感是医药人员对客观事物的态度，也就是对医药卫生事业所产生的情感。这直接关系到医药人员对工作采取什么样的态度。因此，我们要通过医药道德教育，使医药人员对自己的职业，对病人产生一种强烈的感情。

3. 锻炼医药道德意志　医药道德的意志是指医药人员在克服医药工作中所遇到的困难和障碍时的毅力。医药人员有没有坚毅的意志，是关系到能否达到一定医德水平的重要条件。一个医药工作者，在他的一生中，会遇到许多意想不到的困难和挫折。如果意志坚强，他就能千方百计地设法排除各种障碍，表现出强烈的责任感。

4. 坚定医药道德信念　医德信念是根据一定的医药道德认识、情感、意志而确立起来的。对医药道德的真诚信仰和强烈责任感，是推动医药人员医德行为的动力，是促进医德认识转化为医德行为的重要因素。一个医药人员只有树立了坚定的信念，他的医德行为才具有坚定性、稳定性和持久性，才能自觉地依照自己确定的信念来选择自己的医疗行为。

5. 养成医药道德行为习惯　医药道德行为是指医药人员在一定的医药道德认识、情感、意志、信念的统一下所采取的行动，是衡量医药人员医德水平高低的重要标志。医药道德习惯，是指医药人员在日常工作中形成的一种经常的、持续的自然而然的日常行为。在日常工作中，我们不仅要求医药人员自觉地按照医药道德的基本原则和规范行事，而且要成为一种自然而然的习惯。当然，要形成一种良好的医药道德习惯，是不那么容易的，需要付出长期的艰苦的努力。因此，它是医药道德教育的最终目标。

即学即练 10 - 1

答案解析

医药道德教育的核心因素是（　　）。

A. 道德认知　　　　　B. 道德情感　　　　　C. 道德意志

D. 道德信念　　　　　E. 道德习惯

三、医药道德教育的方法

医药道德教育方法从理论与实践两方面来进行，针对不同内容应采用不同的教育方法。

（一）医药道德理论教育

医药道德理论教育是以提升医药人员的理论水平为主要教育目标而进行的教育。理论是先导，也是教育的重点和主要内容所在，主要采用的教育方法有三种。

1. 理论教育法　理论教育法是指对医药理论进行口头传授、诠释、阐述、分析、论证的教育方法。这是医药道德理论教育中最基本的方法，也是最常用的方法。

2. 典型教育法　典型教育法即通过典型进行教育的方法。典型教育中的典型，往往是社会中影响较大的重大人物或事件，但也可能是普遍性强的小人物或小事件，这些典型往往有很强的代表性，恰当运用这些典型会使教育获得较强的说服力。典型可以是正面典型，也可是负面典型。在医药道德理论教育中，应坚持正面教育为主，医家以神农作为医药人员的典范，这是典型教育法的正面典型。在正面典型教育的同时，也可以辅以负面典型，例如日本侵华过程中的医药试验带来了极大灾难，给人以强烈警醒。要注意的是，负面典型往往给人以极大触动，可以适当使用，但不宜过多，否则可能起反作用。

3. 比较教育法　比较教育法，郑永廷认为"比较教育法是将两种不同现象或事物的属性、特点进行比较鉴别，引出正确的结论，用以提高思想认识的方法。"医药道德比较教育法就是教育主体将医药道德现象等进行比较分析，以提高医药教育对象认识水平和能力的教育方法。比较的范围非常广泛，可以是医药道德现象与非医药道德现象，中国医药道德现象与西方医药道德现象，也可以是不同医药主体、对象间比较，还可以是自我与他人比较，道德模范和道德劣行比较。医药人员在比较中通过寻找差别，分析原因，找出不足，最终实现教育目的。

（二）医药道德实践能力培养

医药道德实践能力培养，是以提升医药人员实践能力为主要目的进行的教育。实践能力是理论在实践中的具体应用，是一个人素养和能力的集中体现。知道应该怎样做，不意味着会做，也不意味着能做到，需要有一个能力的训练培养过程。

1. 实践活动法　是通过参与社会医药实践活动，提升医药道德能力的方法。包括下临床、进医院、参加医药企业活动，都是培养医药道德能力的有效方法。

2. 模拟教学法　在有限的场地内，模拟医药事件场景，让人身临其境，使人从中有所感悟和提升。

如情景剧、模拟法庭、播放视频等。

3. 项目训练法 是指预先设定道德任务、目标、计划，要求学生在一定时间内完成任务目标，以期养成习惯的方法。例如一定时期内做几件好事，通过实践活动培养道德能力。项目训练法设定具体项目时，内容因个体差异和执行能力不同应有所差别。

医药道德教育，对医药人员自身来讲，可以增强医药人员社会生存和发展能力，培养医药人员良好的责任感和使命感。对社会来讲，医药道德教育培养大批良医，不断提高着人的生命质量和社会服务水平。从这个意义上讲，医药道德教育是社会主义现代化建设的重要保障。

第二节　厚德的沃土——医药道德修养

PPT

 实例分析 10 - 2

　　实例 2016 年 5 月 13 日，有市民反映某市某街道社区卫生服务中心接种门诊注射"五联"疫苗时，使用的注射器与原装注射器不一致，有家长质疑卫生服务中心存在疫苗进货数量与接种疫苗儿童登记数量对不上的情况，怀疑疫苗被"调包"。经调查证实该卫生服务中心将采购的部分疫苗不入账、不开发票、不如实、不规范填写相关记录，造成部分接种疫苗登记记录与实际接种疫苗情况不一致。涉事 4 名职工有利用职务之便牟取私利行为，已涉嫌犯罪。

　　问题 1. 如何评价该事件涉事职工的行为？
　　　　　　2. 医药工作者应如何提高医药道德修养？

答案解析

一、医药道德修养的含义与意义

（一）医药道德修养的含义

道德修养是指一个人通过各种方法和途径进行自我教育、提升和完善的过程及由此呈现的整体道德风貌。道德修养不同于道德教育，它更强调道德主体自觉主动的自我完善。

医药道德修养就是医药人员在从事医药活动中通过各种方法和途径进行自我教育、提升和完善的过程及由此呈现的整体医德风貌。一个人的修养受所处社会历史条件、个人自觉选择和家庭环境等影响。其中，社会历史条件是医药道德修养的前提。在不同社会历史时期，个人道德修养的内容不同。社会历史条件一定的情况下，个人行为的自觉选择对个人道德修养起决定性作用。从这个意义上讲，自觉主动是医药道德修养的根本动力，家庭环境影响是医药道德修养的重要影响因素。

（二）医药道德修养的重要意义

1. 医药道德修养是提升医药人员素质的基本途径 首先，医药道德修养是医药人员素质基本组成部分。其次，良好的医药道德修养是一个人不断攀登医药学高峰的基本动力。凡古今著名医药学家，他们时刻心系百姓、爱怜世间，以解除民众疾苦，造福天下苍生为己任。正是因此，他们废寝忘食、殚精竭虑，不断改进医学技术，研发新药物，才使自身素质不断提升、医药学不断进步。最后，良好的医药道德修养是医药人员在社会中安身立命的基本要求。医药人员要通过具有社会可接受的医药道德修养的行为，与社会发生联系，被社会认可。可见，良好的医药道德修养是医药人员在社会中安身立命的根本。

2. 医药道德修养是社会医药事业健康发展的基本前提　第一，医药道德修养保障医药事业服务于民。第二，医药道德修养保障了医药事业的公益性。医药道德修养通过医药人员内心信念发挥作用，很好的保障了医药事业的公益性，限制了医药事业的趋利性，有利于社会医药事业健康发展。

3. 医药道德修养是建设医药强国应有之义　首先，医药道德修养是建设医药强国基本内容。其次，医药体制方面的改革，同样需要医药道德建设作为支撑。改革应有的魄力、改革的取向、改革的标准，没有任何一项可以离开医药道德尺度。因此，医药道德修养，是医药改革设计者、实施者的基本素质，为全面深化改革提供重要精神支撑。最后，兼容并包吸收古今中外医药文明，需要医药道德修养。建设医药强国，兼容并包吸收古今中外医药文明成果，需要具有海纳百川的高尚医药道德修养。

二、医药道德修养的内容与境界

（一）医药道德修养的内容

1. 医药道德理论修养　中西方积累了丰富的医药道德理论，包括基本范畴、规律、方法、规范等内容。掌握这些医药道德理论是提升医药道德修养的基本前提，这些理论可以是来自书本，也可以是来自实践经验。是进行医药道德修养的起点，对医药道德修养起着非常重要的指引作用。

2. 医药道德信念修养　医药道德理论修养并不直接等同于高尚的医药道德修养，只有化为信念时，才真正成为人修养的一部分。

3. 医药道德行为修养　医药道德行为，是一个人运用理论和信念解决实际问题的外在表现。医药道德行为修养，综合反映了一个人的理论水平、信念坚定程度，及一个人的实践能力强弱。医药道德修养需要不断实践、反复训练，进行强化，最终才能形成良好的行为习惯和能力。

（二）医药道德修养的境界

道德境界，就是社会生活中的人，从一定的道德观念出发，在个人与他人、社会的利益关系中所形成的一定的觉悟水平、思想感情和精神情操。医药道德修养境界，是医药人员进行医药道德修养达到的道德觉悟程度、思想感情和精神情操水平。

中国传统文化中道德修养的最高境界首先是老子提出的"大公无私"，即先公后私，先人后己。其次，即公私兼顾，不损公肥私。最次，即不能损人利己。但这些都受时代局限，没有提出更高层次的道德境界，就当今中国来讲，医药道德境界有了新的层次和内涵。

1. 大私无公　损公肥私、损人利己，是这种境界的表现。由于这种境界的人，只顾自己，不顾他人，因此在个人利益与他人或集体利益发生冲突时，会毫不犹豫地选择牺牲集体利益，保全个人利益。

2. 公私兼顾　日常工作和生活中，这种人追求不与集体相冲突的个人利益，在个人利益与集体利益发生冲突时，会寻求一个兼顾和平衡。

3. 先公后私　这种境界的人在个人利益与集体利益发生冲突时，能以集体利益为重。

4. 大公无私　完全抛弃了个人利益，彻底追求社会价值的实现，不惜牺牲生命。在当今社会，有很多这样的优秀医药工作者，当民族面临重大疫情和灾难时，他们便会挺身而出，为人民奉献自己的一切。他们都是大公无私的典范。大公无私，是我们社会主义社会大力倡导的医药道德修养境界。

以上四个医药道德修养境界自上往下不断提高，其中大私无公是最低境界，大公无私是最高境界，这两种境界的人数占社会群体的少数，多数人处于中间两个境界。一个人的医药道德修养境界，并非一成不变，是一个从低向高不断提升的动态过程。医药人员要不断提高道德修养境界，最大程度发挥服务人民和社会的能力，在为中国特色社会主义共同理想奋斗过程中实现自己的人生价值。

三、提升医药道德修养的途径与方法

（一）提升医药道德修养的方法

1. 模仿强化法　模仿强化法，是模拟仿照他人言行以提升自身医药道德修养的方法。模仿是学习的开始，幼儿最早的学习方式就是模仿，青年入职后学习优秀职业者的一个基本方法也是模仿，即使到了老年，模仿仍是接受新事物的基本方法。因此，这一方法贯穿人的一生，它是自我修养的主要方法，也是医药道德修养的基本方法。

2. 克己省察法　它是按照一定标准重新衡量自身言行，查找问题、分析原因，进行自我反思、自我修正，最终提升自我修养的方法。孔子说"吾日三省吾身，为人谋而不忠乎？与朋友交而不信乎？"，大学生要不断反思自身，通过与各种思想"打官司"，选择有利于生活工作，有利于人民的人生观、价值观，不断提升自己的医药道德修养。

3. 静俭修德法　这是一种以宁静和节俭为修养道德的方法。首先，宁静是医学职业特殊要求。医药工作者，面对生死危急关头，需要宁静沉着的品质，这样才能处变不惊，临危不乱。其次，宁静是医疗技术提升的最佳心态。医药人员技术提升是一个长期累积过程，研制新药往往需要一个长期过程。"非宁静无以致远"，这就需要放下浮华之心，耐得住寂寞，守住一个静字。最后，静以修身，俭以养德。医者以挽救苍生为己任，做到节俭，才能剪除奢华，归于宁静。

（二）提升医药道德修养的途径

1. 躬行实践　医药工作者高尚的医德境界不是天生的，人的道德品质只有在社会实践中才能得到改造提高，医药道德修养一刻也离不开医药实践活动，只有在实践中，在同服务对象和同行的相互交往中，才能发生行为善恶，做出道德判断。离开医药道德实践，离开行业交往关系，医药道德修养就成了一句空话。因此，医药工作者在医药道德实践中自觉地进行自我锻炼、自我教育、自我改造，才是医药道德修养的最根本的途径。

2. 力行慎独　"慎独"是我国伦理学特有的范畴。指在个人独处没有任何人监督的情况下仍能坚守道德信念按照道德原则行事。医药道德修养中的慎独指的是医药工作者在单独工作无人监督时仍能坚守医药道德信念，履行医药道德原则和规范，不做任何违反职业道德的事。医药工作的特殊性更体现出"慎独"的重要性。一般病人缺乏医药知识，对用药是否安全、合理以及用药禁忌、服用方法、注意事项缺乏了解，很难对医药服务有效监督，尤其患者昏迷、麻醉、意识不清的情况下，对医药服务人员行为更是无法监督。因此，医药服务工作特别需要从业人员的"慎独"，需要医药工作者处处以医德标准约束自己。

即学即练 10 - 2

答案解析

医药道德修养的根本途径是坚持（　　　　）。

A. 学习医德理论知识　　　　B. 学习医德榜样人物　　　　C. 参加医药道德实践

D. 经常性批评与自我批评　　E. 有的放矢

第三节 检验德行的杠杆儿——医药道德评价 ⓔ微课

PPT

 实例分析 10-3

　　实例 中国医药集团，是由国务院国资委直接管理的中国规模最大、产业链最全、综合实力最强的医药健康产业集团。以预防治疗、护理诊断、健康等相关产品的分销、零售、研发及生产为主业，是进入世界500强的中国医药企业。中国医药集团以"关爱生命、呵护健康"为企业理念，承担着国家抢险救灾、药品、中药材、医疗器械的中央储备、调拨和供应任务。在1976年唐山大地震、1998年抗洪抢险、2003年抗击非典、2008年汶川抗震救灾，在奥运会、世博会等重大事件中，以及2010年国家麻疹疫苗强化免疫活动中，都能看到国药人紧张工作的身影，为保障人民的生命健康和社会稳定发挥了重要作用。同时，集团研发生产的疫苗出口到印度、韩国、泰国、斯里兰卡等国，为当地民众健康做出了积极贡献。

　　问题 1. 如何评价中国医药集团？

　　　　　 2. 中国医药集团"关爱生命、呵护健康"的理念给我们什么启示？

答案解析

一、医药道德评价的意义

　　影响医药道德评价的因素有很多，大到道德情感、道德意志、道德信念、传统习俗、社会舆论、宗教观念等，小到甚至一个人的一时情绪和经历都会影响医药道德评价。因此，评价主体不同，标准不同，对客体产生的影响也不同。

　　1. 从个人角度讲 医药道德评价有利于提升医药人员的医药道德修养。医药道德评价对个人医药道德思想和行为具有重要作用。首先，规范作用。通过对医药人员思想和行为的评价，从而使那些人们在行为之前，知道什么是对什么是错，正确选择医药行为。其次，教育作用。通过强大的舆论、考核等方式，使人们认识到错误行为，从而达到教育作用。通过对医药人员正确行为的肯定和错误行为的否定，使医药人员行为、企业行为和整个行业能够朝着有利于国家和人民的方向发展。最后，指引作用。通过评价，人们能够清楚行为的道德水平和程度，那些高尚的道德行为，则为人们医药道德修养提升指明了方向。

　　2. 从社会国家整体角度讲 医药道德评价有利于提升社会整体医药人员的医药道德修养。医药道德评价不仅有利于形成良好的社会医药道德风尚，有利于社会整体医药道德水平的提高，还是建设医药强国发挥医药道德价值引领作用的基本手段。

　　医药道德评价具有积极意义，如明辨是非，澄清善恶，惩恶扬善，协调关系等。但也有消极作用，如道德绑架，众口铄金，积毁销骨等，我们应坚持正确的医药道德评价标准和方法，全面看待道德评价的意义，发挥它的积极作用，抑制和减少它的消极作用。

二、医药道德评价的标准和依据

（一）医药道德评价的标准

医药道德评价标准是评价主体在评价医药客体的思想、行为时所采用的价值尺度。医药道德评价标准，是一个复杂的评价体系，常用的评价标准主要有：

1. 主体标准 是指医药人员对自身行为的评价标准，如良心、内心信念、医德境界等。每个人的内心都有一个天平，人们依据这个天平衡量自身行为。天平因人而异，有的标准设定较高，有的则相对较低，当自身行为达不到自己设定的最低标准时，内心会失去平衡，出现自责、愧疚、不安等不良情绪。主体标准不能低于社会标准或是其他标准，一旦低于这些标准，就会出现在个人与社会或他人间发生矛盾的情况。主体标准是评价标准体系中的内在标准。

2. 客体标准 即医药服务对象是否满意。客体标准因医药客体需求、性格等个体差异较大具有多样性。客体标准虽然具有多样性，但也有一些共性，对多数人来讲，最基本的标准就是用药后有效果。医药服务对象满意与否，是医药行为的客观评价尺度，体现出医药人员的综合能力水平，是医药行为的最终目的。因此，既要考虑客体标准的共性，又要注重客体标准的多样性，积极提高服务对象满意度。

3. 行业标准 即医药行业对医药人员做出的专业性评价标准。行业标准具有较强的专业性，是医药人员道德评价的专业标准。行业标准种类有很多，包括医药企事业单位评价标准、业内人士评价标准、医药监督管理机关评价标准等。行业标准，有最低标准，也有最高标准。最低标准是起码应达到的底线标准，如符合相关执业资格、从业基本规范要求、国家药品产品质量标准等。医药行为在符合最低标准的前提下，应努力达到最高标准，最高标准未必每位医药人员都能达到，但应成为每位医药人员终生不懈追求、不断接近的目标。

4. 社会标准 即社会对医药人员的评价标准。社会标准，是标准体系中较高的标准。总的来讲，社会标准要求医药人员的思想和行为符合社会主义核心价值观和社会主义核心价值体系，有利于生产力的发展，服务于广大人民群众。具体来讲，就是爱岗、敬业、诚信、友善，这是社会对医药人员提出的标准，也是从业人员的基本要求。

我们对医药人员进行评价，虽然有时个别标准起决定性作用，但多数情况是以上各种评价标准综合评价的结果。因此，我们在评价个人行为时，既要考虑到以上四个方面的个别影响，也要考虑到它们的综合影响。

（二）医药道德评价的依据

1. 医药行为动机与医药行为效果相统一 动机是指人们实施一定医药职业行为的主观愿望和意图。效果是医药职业行为产生的客观结果。现实生活中，评价一个人的行为，存在只看动机不看效果的"动机论"，也存在只看效果不看动机的"效果论"，二者都不全面。一定动机往往与一定结果相联系，有什么样的动机就有什么样的结果，动机与结果不一致的情况居少。因此，评价一个人的行为，应坚持动机和效果相统一。

2. 医药行为目的与医药行为手段相统一 医药行为目的是医药生活和工作过程中努力所希望达到的目标。医药行为手段，是达到医药行为目的所采用的各种途径和方法。评价一个人的医药行为，既要看他的行为目的，又要看他的行为手段，二者应有机统一。单纯强调行为目的的"目的论"和单纯强调行为手段的"手段论"，都是错误的。

📖 **知识链接**

李时珍与《本草纲目》

明代巨著《本草纲目》是我国历史上最伟大的科学成就之一。本书作者李时珍（1518～1593）是明代杰出医药学家。1552年，李时珍开始搜集材料，为编著《本草纲目》作准备，他先后到武当山、庐山、茅山、牛首山及湖广、南直隶、河南、北直隶等地收集药物标本和处方，并拜渔人、樵夫、农民、车夫、药工、捕蛇者为师，期间查考历代医药典籍九百余种，踏万水千山考证诸家本草，穿风霜雨雪，历寒来暑往，守一盏孤灯，考古证今，辨疑订误，广采博收群书，奋发编修，用近三十年修撰出了医学巨著《本草纲目》书稿。后三易其稿，于明万历十八年（1590 年）最终完成了 192 万字的巨著《本草纲目》。《本草纲目》52 卷，收药 1892 种，附图 1109 种。李时珍殁后《本草纲目》方得刊行。刊行后，很快流传到朝鲜、日本等国，后又先后被译成日、朝、拉丁、英、法、德、俄等文字流行于世界。达尔文在其著作中亦多次引用本书的资料，并称之为"古代中国百科全书"。英国李约瑟称赞李时珍为"药物学界中之王子"。

《本草纲目》这一本草学集大成之作，历时近三十年、克服无数艰难险阻得以完成，不仅取决于作者作为医药学家实事求是、求真务实的科学精神，更离不开医药学家李时珍所具有的高尚品德和坚韧意志，才成就了这部造福人类的伟大著作。"身如逆流船，心比铁石坚，望父全儿志，至死不怕难"，这是李时珍在青年时期向父亲求说明志、决意行医时所说的话，秉持'至死不怕难'的决心和信念，逆流而上、奋发不止，也是他为医药事业奋斗终生的真实写照。

目标检测

答案解析

最佳选择题

1. 在社会主义市场经济条件下，加强医德建设，可以（   ）。

    A. 使市场经济对医疗活动产生促进作用　　　　B. 平衡市场经济对医疗活动的正、负作用

    C. 为市场经济的改革导向　　　　D. 杜绝市场经济对医疗活动的负作用

    E. 满足市场经济的盈利作用

2. 医药人员进行的道德教育认知，不包括（   ）。

    A. 知，指道德认知，包括道德规范、道德原则、道德评价值标准、道德教育目标等的认知

    B. 情，即道德情感，包括道德态度、道德心理等

    C. 意，即道德意志，包括毅力、反思等

    D. 做，是指做事情要遵循道德标准

    E. 行，是指道德行为，注重于道德实践和活动。

3. 医德评价的标准不包含（   ）。

    A. 有利　　　　　　　　B. 自主　　　　　　　　C. 公正

    D. 奉献　　　　　　　　E. 互助

4. 关于医药人员道德修养的方法下面哪项描述错误（   ）。

    A. 在日常生活中是不可能进行修养的　　　　B. 在医药实践中修养

    C. 做到"内省"与"慎独"　　　　D. 医药道德修养要持之以恒

    E. 在医药学校教育中修养

5. 动机与效果统一是（   ）。

    A. 医药道德评价的标准之一　　　　B. 医药道德修养的原则

    C. 医药道德评价的重要意义之一　　　　D. 医药道德评价的基本依据之一

E. 医药道德评价的理论支持之一

6. 关于医药道德修养的意义下列哪项最完整（　　）。

    A. 有利于促进医药人员身心健康发展　　　　B. 培养医药人员高尚的医药道德境界

    C. 促进和推动社会主义精神文明建设　　　　D. 提升医药人员的思想品德修养水平

    E. 以上都对

7. 医药道德修养的方法不包括（　　）。

    A. 模仿强化法　　　　B. 克己省察法　　　　C. 静俭修德法

    D. 自我修养法　　　　E. 自然发展法

8. 医药道德评价的标准包括（　　）。

    A. 主体标准、客体标准、疗效标准、科学标准

    B. 主体标准、社会标准、客体标准、价值标准

    C. 主体标准、客体标准、行业标准、社会标准

    D. 主体标准、科学标准、疗效标准、社会标准

    E. 主体标准、科学标准、客体标准、社会标准

9. 医药道德修养的根本动力是（　　）。

    A. 医药实践　　　　B. 医药家庭道德教育　　　　C. 医药学校教育

    D. 自我修养　　　　E. 医药单位继续教育

10. 社会主义社会大力倡导的医药道德修养境界是（　　）。

    A. 大私无公　　　　B. 公私兼顾　　　　C. 先公后私

    D. 大公无私　　　　E. 先私后公

书网融合……

知识回顾　　　　微课　　　　习题

（吴　彼）

附录

医疗机构从业人员行为规范

第一章　总则

第一条　为规范医疗机构从业人员行为，根据医疗卫生有关法律法规、规章制度，结合医疗机构实际，制定本规范。

第二条　本规范适用于各级各类医疗机构内所有从业人员，包括：

（一）管理人员。指在医疗机构及其内设各部门、科室从事计划、组织、协调、控制、决策等管理工作的人员。

（二）医师。指依法取得执业医师、执业助理医师资格，经注册在医疗机构从事医疗、预防、保健等工作的人员。

（三）护士。指经执业注册取得护士执业证书，依法在医疗机构从事护理工作的人员。

（四）药学技术人员。指依法经过资格认定，在医疗机构从事药学工作的药师及技术人员。

（五）医技人员。指医疗机构内除医师、护士、药学技术人员之外从事其他技术服务的卫生专业技术人员。

（六）其他人员。指除以上五类人员外，在医疗机构从业的其他人员，主要包括物资、总务、设备、科研、教学、信息、统计、财务、基本建设、后勤等部门工作人员。

第三条　医疗机构从业人员，既要遵守本文件所列基本行为规范，又要遵守与职业相对应的分类行为规范。

第二章　医疗机构从业人员基本行为规范

第四条　以人为本，践行宗旨。坚持救死扶伤、防病治病的宗旨，发扬大医精诚理念和人道主义精神，以病人为中心，全心全意为人民健康服务。

第五条　遵纪守法，依法执业。自觉遵守国家法律法规，遵守医疗卫生行业规章和纪律，严格执行所在医疗机构各项制度规定。

第六条　尊重患者，关爱生命。遵守医学伦理道德，尊重患者的知情同意权和隐私权，为患者保守医疗秘密和健康隐私，维护患者合法权益；尊重患者被救治的权利，不因种族、宗教、地域、贫富、地位、残疾、疾病等歧视患者。

第七条　优质服务，医患和谐。言语文明，举止端庄，认真践行医疗服务承诺，加强与患者的交流与沟通，积极带头控烟，自觉维护行业形象。

第八条　廉洁自律，恪守医德。弘扬高尚医德，严格自律，不索取和非法收受患者财物，不利用执业之便谋取不正当利益；不收受医疗器械、药品、试剂等生产、经营企业或人员以各种名义、形式给予的回扣、提成，不参加其安排、组织或支付费用的营业性娱乐活动；不骗取、套取基本医疗保障资金或为他人骗取、套取提供便利；不违规参与医疗广告宣传和药品医疗器械促销，不倒卖号源。

第九条 严谨求实，精益求精。热爱学习，钻研业务，努力提高专业素养，诚实守信，抵制学术不端行为。

第十条 爱岗敬业，团结协作。忠诚职业，尽职尽责，正确处理同行同事间关系，互相尊重，互相配合，和谐共事。

第十一条 乐于奉献，热心公益。积极参加上级安排的指令性医疗任务和社会公益性的扶贫、义诊、助残、支农、援外等活动，主动开展公众健康教育。

第三章　管理人员行为规范

第十二条 牢固树立科学的发展观和正确的业绩观，加强制度建设和文化建设，与时俱进，创新进取，努力提升医疗质量、保障医疗安全、提高服务水平。

第十三条 认真履行管理职责，努力提高管理能力，依法承担管理责任，不断改进工作作风，切实服务临床一线。

第十四条 坚持依法、科学、民主决策，正确行使权力，遵守决策程序，充分发挥职工代表大会作用，推进院务公开，自觉接受监督，尊重员工民主权利。

第十五条 遵循公平、公正、公开原则，严格人事招录、评审、聘任制度，不在人事工作中谋取不正当利益。

第十六条 严格落实医疗机构各项内控制度，加强财物管理，合理调配资源，遵守国家采购政策，不违反规定干预和插手药品、医疗器械采购和基本建设等工作。

第十七条 加强医疗、护理质量管理，建立健全医疗风险管理机制。

第十八条 尊重人才，鼓励公平竞争和学术创新，建立完善科学的人员考核、激励、惩戒制度，不从事或包庇学术造假等违规违纪行为。

第十九条 恪尽职守，勤勉高效，严格自律，发挥表率作用。

第四章　医师行为规范

第二十条 遵循医学科学规律，不断更新医学理念和知识，保证医疗技术应用的科学性、合理性。

第二十一条 规范行医，严格遵循临床诊疗和技术规范，使用适宜诊疗技术和药物，因病施治，合理医疗，不隐瞒、误导或夸大病情，不过度医疗。

第二十二条 学习掌握人文医学知识，提高人文素质，对患者实行人文关怀，真诚、耐心与患者沟通。

第二十三条 认真执行医疗文书书写与管理制度，规范书写、妥善保存病历材料，不隐匿、伪造或违规涂改、销毁医学文书及有关资料，不违规签署医学证明文件。

第二十四条 依法履行医疗质量安全事件、传染病疫情、药品不良反应、食源性疾病和涉嫌伤害事件或非正常死亡等法定报告职责。

第二十五条 认真履行医师职责，积极救治，尽职尽责为患者服务，增强责任安全意识，努力防范和控制医疗责任差错事件。

第二十六条 严格遵守医疗技术临床应用管理规范和单位内部规定的医师执业等级权限，不违规临床应用新的医疗技术。

第二十七条　严格遵守药物和医疗技术临床试验有关规定，进行实验性临床医疗，应充分保障患者本人或其家属的知情同意权。

第五章　护士行为规范

第二十八条　不断更新知识，提高专业技术能力和综合素质，尊重关心爱护患者，保护患者的隐私，注重沟通，体现人文关怀，维护患者的健康权益。

第二十九条　严格落实各项规章制度，正确执行临床护理实践和护理技术规范，全面履行医学照顾、病情观察、协助诊疗、心理支持、健康教育和康复指导等护理职责，为患者提供安全优质的护理服务。

第三十条　工作严谨、慎独，对执业行为负责。发现患者病情危急，应立即通知医师；在紧急情况下为抢救垂危患者生命，应及时实施必要的紧急救护。

第三十一条　严格执行医嘱，发现医嘱违反法律、法规、规章或者临床诊疗技术规范，应及时与医师沟通或按规定报告。

第三十二条　按照要求及时准确、完整规范书写病历，认真管理，不伪造、隐匿或违规涂改、销毁病历。

第六章　药学技术人员行为规范

第三十三条　严格执行药品管理法律法规，科学指导合理用药，保障用药安全、有效。

第三十四条　认真履行处方调剂职责，坚持查对制度，按照操作规程调剂处方药品，不对处方所列药品擅自更改或代用。

第三十五条　严格履行处方合法性和用药适宜性审核职责。对用药不适宜的处方，及时告知处方医师确认或者重新开具；对严重不合理用药或者用药错误的，拒绝调剂。

第三十六条　协同医师做好药物使用遴选和患者用药适应症、使用禁忌、不良反应、注意事项和使用方法的解释说明，详尽解答用药疑问。

第三十七条　严格执行药品采购、验收、保管、供应等各项制度规定，不私自销售、使用非正常途径采购的药品，不违规为商业目的统方。

第三十八条　加强药品不良反应监测，自觉执行药品不良反应报告制度。

第七章　医技人员行为规范

第三十九条　认真履行职责，积极配合临床诊疗，实施人文关怀，尊重患者，保护患者隐私。

第四十条　爱护仪器设备，遵守各类操作规范，发现患者的检查项目不符合医学常规的，应及时与医师沟通。

第四十一条　正确运用医学术语，及时、准确出具检查、检验报告，提高准确率，不谎报数据，不伪造报告。发现检查检验结果达到危急值时，应及时提示医师注意。

第四十二条　指导和帮助患者配合检查，耐心帮助患者查询结果，对接触传染性物质或放射性物质的相关人员，进行告知并给予必要的防护。

第四十三条　合理采集、使用、保护、处置标本，不违规买卖标本，谋取不正当利益。

第八章 其他人员行为规范

第四十四条 热爱本职工作，认真履行岗位职责，增强为临床服务的意识，保障医疗机构正常运营。

第四十五条 刻苦学习，钻研技术，熟练掌握本职业务技能，认真执行各项具体工作制度和技术操作常规。

第四十六条 严格执行财务、物资、采购等管理制度，认真做好设备和物资的计划、采购、保管、报废等工作，廉洁奉公，不谋私利。

第四十七条 严格执行临床教学、科研有关管理规定，保证患者医疗安全和合法权益，指导实习及进修人员严格遵守服务范围，不越权越级行医。

第四十八条 严格执行医疗废物处理规定，不随意丢弃、倾倒、堆放、使用、买卖医疗废物。

第四十九条 严格执行信息安全和医疗数据保密制度，加强医院信息系统药品、高值耗材统计功能管理，不随意泄露、买卖医学信息。

第五十条 勤俭节约，爱护公物，落实安全生产管理措施，保持医疗机构环境卫生，为患者提供安全整洁、舒适便捷、秩序良好的就医环境。

第九章 实施与监督

第五十一条 医疗机构行政领导班子负责本规范的贯彻实施。主要责任人要以身作则，模范遵守本规范，同时抓好本单位的贯彻实施。

第五十二条 医疗机构相关职能部门协助行政领导班子抓好本规范的落实，纪检监察纠风部门负责对实施情况进行监督检查。

第五十三条 各级卫生行政部门要加强对辖区内各级各类医疗机构及其从业人员贯彻执行本规范的监督检查。

第五十四条 医疗卫生有关行业组织应结合自身职责，配合卫生行政部门做好本规范的贯彻实施，加强行业自律性管理。

第五十五条 医疗机构及其从业人员实施和执行本规范的情况，应列入医疗机构校验管理和医务人员年度考核、医德考评和医师定期考核的重要内容，作为医疗机构等级评审、医务人员职称晋升、评先评优的重要依据。

第五十六条 医疗机构从业人员违反本规范的，由所在单位视情节轻重，给予批评教育、通报批评、取消当年评优评职资格或低聘、缓聘、解职待聘、解聘。其中需要追究党纪、政纪责任的，由有关纪检监察部门按照党纪政纪案件的调查处理程序办理；需要给予行政处罚的，由有关卫生行政部门依法给予相应处罚；涉嫌犯罪的，移送司法机关依法处理。

第十章 附则

第五十七条 本规范适用于经注册在村级医疗卫生机构从业的乡村医生。

第五十八条 医疗机构内的实习人员、进修人员、签订劳动合同但尚未进行执业注册的人员和外包服务人员等，根据其在医疗机构内从事的工作性质和职业类别，参照相应人员分类执行本规范。

第五十九条　本规范由卫生部、国家中医药管理局、国家食品药品监督管理局负责解释。

第六十条　本规范自公布之日起施行。

附录二

中国医药企业伦理准则实施倡议书

各会员单位及医药工商企业：

为确保患者在医疗活动中的利益最大化，亚太经合组织（APEC）于2011年9月在墨西哥推出了生物医药领域的商业道德准则（即《墨西哥城原则》），号召经济体各成员所有生物医药行业利益相关者拥护共同的道德标准，其中包括公司、行业协会、专业组织以及管理单位和反腐败单位。《墨西哥城原则》的中文译本定名为《医药企业伦理准则》。

作为APEC成员，我国推行《医药企业伦理准则》，对于加强药品安全监管工作、打击商业贿赂、改善利益相关方之间的商业道德行为具有重要意义。

为切实保障人民群众的生命健康，促进中国医药行业的健康发展，今向业界全体同仁发出倡议：

遵循《医药企业伦理准则》以医疗保健和患者为中心、诚信、独立、合法、透明和责任的六大原则，完善企业规章制度，自觉遵守《医药企业伦理准则》各项条款。

（一）遵守法律法规，恪守职业道德

自觉遵守和执行国家法律、法规，严格执行药品管理法和药品生产、经营质量管理规范的各项规定。恪守职业道德操守，积极履行社会责任，发展产业，贡献国家，服务民生。

（二）强化安全标准，确保药品质量

企业应遵守有关药品研发、生产、销售、物流、商业化和安全方面的标准，严把质量关，按照道德规范从事药品推广流通，向消费者提供更安全、更有效的药品，确保人民群众的生命健康权益。

（三）加强行业自律，坚持诚信经营

强化自律意识，完善诚信体系。提供真实、准确的信息，规范市场行为。维护消费者的合法权益，维护社会公共利益，使诚信经营理念落实到企业生产经营的全过程。自觉接受消费者、政府监管部门和新闻媒体的监督及企业之间、行业之间的相互监督。

我们同时强烈呼吁政府继续强化医药卫生体制改革，进一步完善药品招标采购制度，改革药品价格形成机制、医保支付制度和医院用药管理制度。政府有关部门应当严格执法、依法行政，保障遵守商业道德准则企业的合法权益和正当利益；从制度、体制、机制上净化我国医药市场，建立有利于医药产业健康发展的良好的市场环境。

倡导单位：中国化学制药工业协会、中国医药保健品进出口商会、中国医药工业科研开发促进会、中国外商投资企业协会药品、研制和开发行业委员会、中国中药协会、中国医药商业协会、中国非处方药物协会、中国医药企业发展促进会、中国医药企业文化建设协会。

附录三

涉及人的生物医学研究伦理审查办法

第一章 总则

第一条 为保护人的生命和健康，维护人的尊严，尊重和保护受试者的合法权益，规范涉及人的生物医学研究伦理审查工作，制定本办法。

第二条 本办法适用于各级各类医疗卫生机构开展涉及人的生物医学研究伦理审查工作。

第三条 本办法所称涉及人的生物医学研究包括以下活动：

（一）采用现代物理学、化学、生物学、中医药学和心理学等方法对人的生理、心理行为、病理现象、疾病病因和发病机制，以及疾病的预防、诊断、治疗和康复进行研究的活动；

（二）医学新技术或者医疗新产品在人体上进行试验研究的活动；

（三）采用流行病学、社会学、心理学等方法收集、记录、使用、报告或者储存有关人的样本、医疗记录、行为等科学研究资料的活动。

第四条 伦理审查应当遵守国家法律法规规定，在研究中尊重受试者的自主意愿，同时遵守有益、不伤害以及公正的原则。

第五条 国家卫生计生委负责全国涉及人的生物医学研究伦理审查工作的监督管理，成立国家医学伦理专家委员会。国家中医药管理局负责中医药研究伦理审查工作的监督管理，成立国家中医药伦理专家委员会。

省级卫生计生行政部门成立省级医学伦理专家委员会。

县级以上地方卫生计生行政部门负责本行政区域涉及人的生物医学研究伦理审查工作的监督管理。

第六条 国家医学伦理专家委员会、国家中医药伦理专家委员会（以下称国家医学伦理专家委员会）负责对涉及人的生物医学研究中的重大伦理问题进行研究，提供政策咨询意见，指导省级医学伦理专家委员会的伦理审查相关工作。

省级医学伦理专家委员会协助推动本行政区域涉及人的生物医学研究伦理审查工作的制度化、规范化，指导、检查、评估本行政区域从事涉及人的生物医学研究的医疗卫生机构伦理委员会的工作，开展相关培训、咨询等工作。

第二章 伦理委员会

第七条 从事涉及人的生物医学研究的医疗卫生机构是涉及人的生物医学研究伦理审查工作的管理责任主体，应当设立伦理委员会，并采取有效措施保障伦理委员会独立开展伦理审查工作。

医疗卫生机构未设立伦理委员会的，不得开展涉及人的生物医学研究工作。

第八条 伦理委员会的职责是保护受试者合法权益，维护受试者尊严，促进生物医学研究规范开展；对本机构开展涉及人的生物医学研究项目进行伦理审查，包括初始审查、跟踪审查和复审等；在本机构组织开展相关伦理审查培训。

第九条 伦理委员会的委员应当从生物医学领域和伦理学、法学、社会学等领域的专家和非本机构的社会人士中遴选产生，人数不得少于 7 人，并且应当有不同性别的委员，少数民族地区应当考虑少数民族委员。

必要时，伦理委员会可以聘请独立顾问。独立顾问对所审查项目的特定问题提供咨询意见，不参与表决。

第十条 伦理委员会委员任期 5 年，可以连任。伦理委员会设主任委员一人，副主任委员若干人，由伦理委员会委员协商推举产生。

伦理委员会委员应当具备相应的伦理审查能力，并定期接受生物医学研究伦理知识及相关法律法规知识培训。

第十一条 伦理委员会对受理的申报项目应当及时开展伦理审查，提供审查意见；对已批准的研究项目进行定期跟踪审查，受理受试者的投诉并协调处理，确保项目研究不会将受试者置于不合理的风险之中。

第十二条 伦理委员会在开展伦理审查时，可以要求研究者提供审查所需材料、知情同意书等文件以及修改研究项目方案，并根据职责对研究项目方案、知情同意书等文件提出伦理审查意见。

第十三条 伦理委员会委员应当签署保密协议，承诺对所承担的伦理审查工作履行保密义务，对所受理的研究项目方案、受试者信息以及委员审查意见等保密。

第十四条 医疗卫生机构应当在伦理委员会设立之日起 3 个月内向本机构的执业登记机关备案，并在医学研究登记备案信息系统登记。医疗卫生机构还应当于每年 3 月 31 日前向备案的执业登记机关提交上一年度伦理委员会工作报告。

伦理委员会备案材料包括：

（一）人员组成名单和每位委员工作简历；

（二）伦理委员会章程；

（三）工作制度或者相关工作程序；

（四）备案的执业登记机关要求提供的其他相关材料。

以上信息发生变化时，医疗卫生机构应当及时向备案的执业登记机关更新信息。

第十五条 伦理委员会应当配备专（兼）职工作人员、设备、场所等，保障伦理审查工作顺利开展。

第十六条 伦理委员会应当接受所在医疗卫生机构的管理和受试者的监督。

第三章 伦理审查

第十七条 伦理委员会应当建立伦理审查工作制度或者操作规程，保证伦理审查过程独立、客观、公正。

第十八条 涉及人的生物医学研究应当符合以下伦理原则：

（一）知情同意原则。尊重和保障受试者是否参加研究的自主决定权，严格履行知情同意程序，防止使用欺骗、利诱、胁迫等手段使受试者同意参加研究，允许受试者在任何阶段无条件退出研究。

（二）控制风险原则。首先将受试者人身安全、健康权益放在优先地位，其次才是科学和社会利益，研究风险与受益比例应当合理，力求使受试者尽可能避免伤害。

（三）免费和补偿原则。应当公平、合理地选择受试者，对受试者参加研究不得收取任何费用，对于受试者在受试过程中支出的合理费用还应当给予适当补偿。

（四）保护隐私原则。切实保护受试者的隐私，如实将受试者个人信息的储存、使用及保密措施情况告知受试者，未经授权不得将受试者个人信息向第三方透露。

（五）依法赔偿原则。受试者参加研究受到损害时，应当得到及时、免费治疗，并依据法律法规及双方约定得到赔偿。

（六）特殊保护原则。对儿童、孕妇、智力低下者、精神障碍患者等特殊人群的受试者，应当予以特别保护。

第十九条　涉及人的生物医学研究项目的负责人作为伦理审查申请人，在申请伦理审查时应当向负责项目研究的医疗卫生机构的伦理委员会提交下列材料：

（一）伦理审查申请表；

（二）研究项目负责人信息、研究项目所涉及的相关机构的合法资质证明以及研究项目经费来源说明；

（三）研究项目方案、相关资料，包括文献综述、临床前研究和动物实验数据等资料；

（四）受试者知情同意书；

（五）伦理委员会认为需要提交的其他相关材料。

第二十条　伦理委员会收到申请材料后，应当及时组织伦理审查，并重点审查以下内容：

（一）研究者的资格、经验、技术能力等是否符合试验要求。

（二）研究方案是否科学，并符合伦理原则的要求。中医药项目研究方案的审查，还应当考虑其传统实践经验。

（三）受试者可能遭受的风险程度与研究预期的受益相比是否在合理范围之内。

（四）知情同意书提供的有关信息是否完整易懂，获得知情同意的过程是否合规恰当。

（五）是否有对受试者个人信息及相关资料的保密措施。

（六）受试者的纳入和排除标准是否恰当、公平。

（七）是否向受试者明确告知其应当享有的权益，包括在研究过程中可以随时无理由退出且不受歧视的权利等。

（八）受试者参加研究的合理支出是否得到了合理补偿；受试者参加研究受到损害时，给予的治疗和赔偿是否合理、合法。

（九）是否有具备资格或者经培训后的研究者负责获取知情同意，并随时接受有关安全问题的咨询。

（十）对受试者在研究中可能承受的风险是否有预防和应对措施。

（十一）研究是否涉及利益冲突。

（十二）研究是否存在社会舆论风险。

（十三）需要审查的其他重点内容。

第二十一条　伦理委员会委员与研究项目存在利害关系的，应当回避；伦理委员会对与研究项目有利害关系的委员应当要求其回避。

第二十二条　伦理委员会批准研究项目的基本标准是：

（一）坚持生命伦理的社会价值；

（二）研究方案科学；

（三）公平选择受试者；

（四）合理的风险与受益比例；

（五）知情同意书规范；

（六）尊重受试者权利；

（七）遵守科研诚信规范。

第二十三条 伦理委员会应当对审查的研究项目作出批准、不批准、修改后批准、修改后再审、暂停或者终止研究的决定，并说明理由。

伦理委员会作出决定应当得到伦理委员会全体委员的 1/2 以上同意。伦理审查时应当通过会议审查方式，充分讨论达成一致意见。

第二十四条 经伦理委员会批准的研究项目需要修改研究方案时，研究项目负责人应当将修改后的研究方案再报伦理委员会审查；研究项目未获得伦理委员会审查批准的，不得开展项目研究工作。

对已批准研究项目的研究方案作较小修改且不影响研究的风险受益比的研究项目和研究风险不大于最小风险的研究项目可以申请简易审查程序。

简易审查程序可以由伦理委员会主任委员或者由其指定的一个或者几个委员进行审查。审查结果和理由应当及时报告伦理委员会。

第二十五条 经伦理委员会批准的研究项目在实施前，研究项目负责人应当将该研究项目的主要内容、伦理审查决定在医学研究登记备案信息系统进行登记。

第二十六条 在项目研究过程中，项目研究者应当将发生的严重不良反应或者严重不良事件及时向伦理委员会报告；伦理委员会应当及时审查并采取相应措施，以保护受试者的人身安全与健康权益。

第二十七条 对已批准实施的研究项目，伦理委员会应当指定委员进行跟踪审查。跟踪审查包括以下内容：

（一）是否按照已通过伦理审查的研究方案进行试验；

（二）研究过程中是否擅自变更项目研究内容；

（三）是否发生严重不良反应或者不良事件；

（四）是否需要暂停或者提前终止研究项目；

（五）其他需要审查的内容。

跟踪审查的委员不得少于 2 人，在跟踪审查时应当及时将审查情况报告伦理委员会。

第二十八条 对风险较大或者比较特殊的涉及人的生物医学研究伦理审查项目，伦理委员会可以根据需要申请省级医学伦理专家委员会协助提供咨询意见。

第二十九条 多中心研究可以建立协作审查机制，确保各项目研究机构遵循一致性和及时性原则。

牵头机构的伦理委员会负责项目审查，并对参与机构的伦理审查结果进行确认。

参与机构的伦理委员会应当及时对本机构参与的研究进行伦理审查，并对牵头机构反馈审查意见。

为了保护受试者的人身安全，各机构均有权暂停或者终止本机构的项目研究。

第三十条 境外机构或者个人与国内医疗卫生机构合作开展涉及人的生物医学研究的，应当向国内合作机构的伦理委员会申请研究项目伦理审查。

第三十一条 在学术期刊发表涉及人的生物医学研究成果的项目研究者，应当出具该研究项目经过伦理审查批准的证明文件。

第三十二条 伦理审查工作具有独立性，任何单位和个人不得干预伦理委员会的伦理审查过程及审查决定。

第四章　知情同意

第三十三条 项目研究者开展研究，应当获得受试者自愿签署的知情同意书；受试者不能以书面方式表示同意时，项目研究者应当获得其口头知情同意，并提交过程记录和证明材料。

第三十四条　对无行为能力、限制行为能力的受试者，项目研究者应当获得其监护人或者法定代理人的书面知情同意。

第三十五条　知情同意书应当含有必要、完整的信息，并以受试者能够理解的语言文字表达。

第三十六条　知情同意书应当包括以下内容：

（一）研究目的、基本研究内容、流程、方法及研究时限；

（二）研究者基本信息及研究机构资质；

（三）研究结果可能给受试者、相关人员和社会带来的益处，以及给受试者可能带来的不适和风险；

（四）对受试者的保护措施；

（五）研究数据和受试者个人资料的保密范围和措施；

（六）受试者的权利，包括自愿参加和随时退出、知情、同意或不同意、保密、补偿、受损害时获得免费治疗和赔偿、新信息的获取、新版本知情同意书的再次签署、获得知情同意书等；

（七）受试者在参与研究前、研究后和研究过程中的注意事项。

第三十七条　在知情同意获取过程中，项目研究者应当按照知情同意书内容向受试者逐项说明，其中包括：受试者所参加的研究项目的目的、意义和预期效果，可能遇到的风险和不适，以及可能带来的益处或者影响；有无对受试者有益的其他措施或者治疗方案；保密范围和措施；补偿情况，以及发生损害的赔偿和免费治疗；自愿参加并可以随时退出的权利，以及发生问题时的联系人和联系方式等。

项目研究者应当给予受试者充分的时间理解知情同意书的内容，由受试者作出是否同意参加研究的决定并签署知情同意书。

在心理学研究中，因知情同意可能影响受试者对问题的回答，从而影响研究结果的准确性的，研究者可以在项目研究完成后充分告知受试者并获得知情同意书。

第三十八条　当发生下列情形时，研究者应当再次获取受试者签署的知情同意书：

（一）研究方案、范围、内容发生变化的；

（二）利用过去用于诊断、治疗的有身份标识的样本进行研究的；

（三）生物样本数据库中有身份标识的人体生物学样本或者相关临床病史资料，再次使用进行研究的；

（四）研究过程中发生其他变化的。

第三十九条　以下情形经伦理委员会审查批准后，可以免除签署知情同意书：

（一）利用可识别身份信息的人体材料或者数据进行研究，已无法找到该受试者，且研究项目不涉及个人隐私和商业利益的；

（二）生物样本捐献者已经签署了知情同意书，同意所捐献样本及相关信息可用于所有医学研究的。

第五章　监督管理

第四十条　国家卫生计生委负责组织全国涉及人的生物医学研究伦理审查工作的检查、督导；国家中医药管理局负责组织全国中医药研究伦理审查工作的检查、督导。

县级以上地方卫生计生行政部门应当加强对本行政区域涉及人的生物医学研究伦理审查工作的日常监督管理。主要监督检查以下内容：

（一）医疗卫生机构是否按照要求设立伦理委员会，并进行备案；

（二）伦理委员会是否建立伦理审查制度；

（三）伦理审查内容和程序是否符合要求；

（四）审查的研究项目是否如实在我国医学研究登记备案信息系统进行登记；

（五）伦理审查结果执行情况；

（六）伦理审查文档管理情况；

（七）伦理委员会委员的伦理培训、学习情况；

（八）对国家和省级医学伦理专家委员会提出的改进意见或者建议是否落实；

（九）其他需要监督检查的相关内容。

第四十一条　国家医学伦理专家委员会应当对省级医学伦理专家委员会的工作进行指导、检查和评估。

省级医学伦理专家委员会应当对本行政区域内医疗卫生机构的伦理委员会进行检查和评估，重点对伦理委员会的组成、规章制度及审查程序的规范性、审查过程的独立性、审查结果的可靠性、项目管理的有效性等内容进行评估，并对发现的问题提出改进意见或者建议。

第四十二条　医疗卫生机构应当加强对本机构设立的伦理委员会开展的涉及人的生物医学研究伦理审查工作的日常管理，定期评估伦理委员会工作质量，对发现的问题及时提出改进意见或者建议，根据需要调整伦理委员会委员等。

第四十三条　医疗卫生机构应当督促本机构的伦理委员会落实县级以上卫生计生行政部门提出的整改意见；伦理委员会未在规定期限内完成整改或者拒绝整改，违规情节严重或者造成严重后果的，其所在医疗卫生机构应当撤销伦理委员会主任委员资格，追究相关人员责任。

第四十四条　任何单位或者个人均有权举报涉及人的生物医学研究中存在的违规或者不端行为。

第六章　法律责任

第四十五条　医疗卫生机构未按照规定设立伦理委员会擅自开展涉及人的生物医学研究的，由县级以上地方卫生计生行政部门责令限期整改；逾期不改的，由县级以上地方卫生计生行政部门予以警告，并可处以3万元以下罚款；对机构主要负责人和其他责任人员，依法给予处分。

第四十六条　医疗卫生机构及其伦理委员会违反本办法规定，有下列情形之一的，由县级以上地方卫生计生行政部门责令限期整改，并可根据情节轻重给予通报批评、警告；对机构主要负责人和其他责任人员，依法给予处分：

（一）伦理委员会组成、委员资质不符合要求的；

（二）未建立伦理审查工作制度或者操作规程的；

（三）未按照伦理审查原则和相关规章制度进行审查的；

（四）泄露研究项目方案、受试者个人信息以及委员审查意见的；

（五）未按照规定进行备案的；

（六）其他违反本办法规定的情形。

第四十七条　项目研究者违反本办法规定，有下列情形之一的，由县级以上地方卫生计生行政部门责令限期整改，并可根据情节轻重给予通报批评、警告；对主要负责人和其他责任人员，依法给予处分：

（一）研究项目或者研究方案未获得伦理委员会审查批准擅自开展项目研究工作的；

（二）研究过程中发生严重不良反应或者严重不良事件未及时报告伦理委员会的；

（三）违反知情同意相关规定开展项目研究的；

（四）其他违反本办法规定的情形。

第四十八条　医疗卫生机构、项目研究者在开展涉及人的生物医学研究工作中，违反《执业医师法》、《医疗机构管理条例》等法律法规相关规定的，由县级以上地方卫生计生行政部门依法进行处理。

第四十九条　违反本办法规定的机构和个人，给他人人身、财产造成损害的，应当依法承担民事责任；构成犯罪的，依法追究刑事责任。

第七章　附则

第五十条　本办法自 2016 年 12 月 1 日起施行。本办法发布前，从事涉及人的生物医学研究的医疗卫生机构已设立伦理委员会的，应当自本办法发布之日起 3 个月内向本机构的执业登记机关备案，并在医学研究登记备案信息系统登记。

附录四

赫尔辛基宣言

本宣言于 1964 年在芬兰赫尔辛基召开的第 18 届世界医学会联合大会上宣读并被大会采纳，1975 年在日本东京举行的第 29 届世界医学大会上正式通过，此后于 1983 年、1989 年、1996、2000 年、2002 年、2004 年、2008 年、2013 年分别经第 35 届、41 届、48 届、52 届、53 届、55 届、59 届、64 届世界医学会联合大会修订。

（一）前言

1. 世界医学会制订了《赫尔辛基宣言》，作为涉及人类受试者的医学研究的伦理原则，包括利用可鉴定身份的人体材料和数据所进行的研究。

《赫尔辛基宣言》应作整体解读，它的每一个组成段落都应该在考虑其他相关段落的情况下使用。

2. 虽然宣言主要以医生为对象，但世界医学会鼓励参与涉及人类受试者的医学研究的其他人遵守这些原则。

（二）基本原则

3. 世界医学会《日内瓦宣言》将"我的患者的健康将是我的首要考虑"这些话约束医生，《国际医学伦理守则》（International Code of Medical Ethics）也宣布："医生应当根据患者的最佳利益向患者提供医疗。"

4. 医生有责任促进和维护患者的健康、幸福和权利，包括那些参与医学研究的患者。医生应奉献其知识和良知以履行这一义务。

5. 医学的进步是以研究为基础的，这些研究最终一定会包括涉及人类受试者的研究。

6. 涉及人类受试者的医学研究的主要目的是了解疾病的原因、发展和结果，改进预防、诊断和治疗的干预措施（方法、程序和处理）。即使是当前最佳的干预措施也必须通过研究继续评估其安全性、有效性、效能、可及性和质量。

7. 医学研究必须遵守的伦理标准是：促进和确保对人类受试者的尊重，并保护他们的健康和权利。

8. 虽然医学研究的主要目的是获取新的知识，但该目的从不应优先于个体研究受试者的权利和利益。

9. 在医学研究中，医生有责任保护研究受试者的生命、健康、尊严、完整性、自我决定权、隐私，并为研究受试者的个人信息保密。保护研究受试者的责任必须始终由医生或其他健康保健专业人员承担，而绝不是由研究受试者承担，即使他们给予了同意。

10. 医生既应当考虑自己国家关于涉及人类受试者研究的伦理、法律与管理规范和标准，也应当考虑相应的国际规范和标准。任何国家性的或国际性的伦理、法律或管理规定，都不得削弱或取消任何本宣言提出的对研究受试者的保护。

11. 医学研究进行的方式应最大限度地减少可能对环境造成的危害。

12. 只有具有恰当的伦理学和科学教育、训练和资质的人员才能进行涉及人类受试者的医学研究。针对患者或健康志愿者的研究需要接受有能力的、有恰当资质的医生或其他健康保健专业人员的监督。

13. 在医学研究中未被充分代表的人群应该获得适当的机会参与研究。

14. 只有在以下条件下，结合医疗进行医学研究的医生可以将他们的患者纳入研究：研究的潜在预防、诊断或治疗的价值可证明此研究正当，而且医生有很好的理由相信，参加这项研究不会给作为研究受试者的患者带来不良的健康影响。

15. 因参加研究而遭受伤害的受试者，必须确保为其提供适当的补偿和治疗。

（三）责任

风险、负担和收益

16. 在医学实践和医学研究中，大多数干预措施都包含风险和负担。

只有当研究目的的重要性超过给研究受试者带来的风险和负担时，涉及人类受试者的医学研究才可进行。

17. 所有涉及人类受试者的医学研究开始前，都必须仔细评估对参与研究的个体和群体带来的可预测的风险和负担，并将其与给受试者以及受所研究疾病影响的其他个体和社区带来的可预见受益进行比较。

研究人员必须实施最大限度减小风险的措施，持续监测、评估、记录风险。

18. 除非医生确信参与研究的风险已得到充分评估且能得到满意处理，医生不可进行涉及人类受试者的研究。

当医生发现风险超过了潜在的受益，或已经得到明确结果的结论性证据时，医生必须评估是否需要继续、修改，或立即停止研究。

（四）弱势群体

19. 有些人群和个体格外脆弱，更可能受到误导或遭受额外伤害。

弱势群体和个体必须受到特别考虑过的保护。

20. 仅当研究为满足弱势群体的健康需要和优先需求，且研究不能在非弱势群体中实施时，才能进行弱势群体的医学研究。此外，该群体应该获益于研究结果得出的知识、实践或干预措施。

（五）科学性要求

21. 涉及人类受试者的医学研究必须遵循公认的科学原则，必须建立在对科学文献和其他相关信息的全面了解的基础上，必须以实验室实验为基础，并酌情考虑动物实验。必须尊重研究中所使用动物的福利。

22. 涉及人类受试者的每一项研究的设计和实施必须在研究方案中予以清晰说明和论证。

方案应该包含涉及伦理考虑的声明，并应表明如何贯彻本宣言所阐述的原则。方案应包括资金来源、资助者、所属单位、潜在利益冲突、受试者的激励措施，以及治疗和/或补偿因参加研究而遭受伤害的受试者的相关规定。

在临床试验中，方案还应该描述用于试验结束后保障的适当安排。

（六）委员会

23. 在研究开始前，研究方案必须提交给相关的研究伦理委员会进行考量、评论、指导和批准。该委员会的运作过程必须透明，必须独立于研究者、资助者和任何其他不当影响，必须具有相应资质。该委员会必须考虑研究实施所在国的法律和条例，以及相应的国际规范或标准，但不得削弱或取消任何本宣言提出的对研究受试者的保护。

委员会必须有监测正在进行的研究的权利。研究者必须向该委员会提供监测信息，尤其是任何有关严重不良事件的信息。没有委员会的考量和批准，研究方案不得更改。研究结束后，研究者必须向委员会提交包含研究结果和结论摘要的最终报告。

（七）隐私和保密

24. 必须采取所有预防措施保护研究对象的隐私，必须对他们的个人信息给予保密。

（八）知情同意

25. 有给予知情同意行为能力的人作为受试者参加医学研究必须是自愿的。虽然征询家庭成员或社区领导人的意见可能是合适的，但除非有提供知情同意行为能力的受试者本人自由同意，否则他/她不可以被征召参加医学研究。

26. 在涉及有给予知情同意行为能力的人类受试者的医学研究中，每个潜在的受试者都必须被充分告知研究目的、方法、资金来源、任何可能的利益冲突、研究者所属单位、研究的预期受益和潜在风险、研究可能引起的不适，研究结束后保障以及任何其它研究相关方面内容。必须告知潜在的受试者，他们有权拒绝参加研究，或有权在任何时候撤回参与同意而不受报复。应该特别留意潜在个体受试者的特殊信息要求和传递该信息所用的方式。

在确保潜在受试者理解信息之后，医生或其他具备合适资质的人必须征得潜在受试者自由给出的知情同意，最好是书面同意。如果不能以书面方式表达同意，那么非书面同意必须正式记录在案，并有证人作证。

所有医学研究受试者都有权选择被告知研究的一般结局和结果。

27. 在征得参与研究的知情同意时，如果潜在受试者与医生有依赖关系，或者可能在胁迫下同意，医生应该特别谨慎。在这些情形下，应该由一位完全独立于这种关系的具有合适资质的人员去征得知情同意。

28. 对于一个无给予知情同意行为能力的潜在受试者，医生必须从合法授权的代表那里征得知情同意。不可将这些人纳入他们不可能受益的研究中，除非这项研究：意在促进这些潜在受试者所代表人群的健康，不能由有给予知情同意行为能力的人替代进行，而且仅有最低程度的风险和最低程度的负担。

29. 当一个被认为无给予知情同意行为能力的潜在受试者同意并决定参与研究时，医生必须额外征得合法授权代表的同意。潜在受试者的异议应该得到尊重。

30. 受试者在身体或精神上无给予知情同意的行为能力，例如无意识的患者，那么仅当阻止其不能给出知情同意的身体或精神上的状况是该研究人群所必需的特征时，涉及这类受试者的研究才可以进行。在这种情况下，医生必须从合法授权代表那里征得知情同意。如果没有这样的代表且该研究不能被推迟，若在研究方案中已经阐明纳入因某种状况而无法给予知情同意的受试者的特殊理由，且该研究已经被研究伦理委员会批准，那么这项研究可以在没有知情同意的情况下进行。应尽快从受试者或其合法授权代表那里征得继续参与这项研究的同意。

31. 医生必须充分告知患者医疗中的哪些方面与研究有关。患者拒绝参与研究或决定退出研究不应对医患关系造成不良影响。

32. 针对使用可识别身份的人体材料或数据进行的医学研究，例如针对生物样本库或类似储存库中的材料或数据进行的研究，医生必须征得材料或数据采集、储存和/或再使用的知情同意。可能存在特殊情况使得获取这类研究同意不可能或不现实，在这种情形下，只有经过研究伦理委员会考量和批准后研究才可进行。

（九）安慰剂的使用

33. 一项新的干预措施的收益、风险、负担和有效性必须根据已证实的最佳干预措施进行测试，但以下情况可以例外：

当不存在已证实的干预措施，可以接受使用安慰剂或不干预时；

当基于令人信服的、科学上可靠的方法学原因，需要使用任何低于已证实最佳干预措施有效性低的干预措施、使用安慰剂或不干预来判断干预措施的有效性和安全性时；

当接受任何低于已证实最佳干预措施有效性的干预措施、安慰剂或不干预的患者，不会因未接受已证实最佳的干预措施而遭受严重或不可逆伤害的额外风险时。

必须格外慎重以避免滥用此选项。

（十）试验后保障

34. 在临床试验前，资助者，研究人员和研究主持国政府应该为所有仍需要试验中经证实有利的干预措施的参与者预先做好试验后访视的准备。这些信息也必须在知情同意过程中向参与者公开。

（十一）注册发表宣传

35. 在招募第一个受试者之前，每一项涉及人类受试者的研究都必须在公开可及的数据库中注册。

36. 研究人员、作者、资助者、编辑和出版者在研究结果的发表和宣传方面都有伦理义务。研究人员有责任使其关于人类受试者的研究结果公开可及，并对其报告完整性和准确性负责。各方应遵守公认的伦理报告准则。阴性结果、不能得出明确结论的结果和阳性结果必须发表或以其他方式公开可及。资金来源、所属单位和利益冲突必须在出版物中声明。不符合本宣言原则的研究报告不应被接收发表。

（十二）干预措施

37. 个体患者治疗过程中，经证实的干预措施不存在或其他已知的干预措施无效时，如果根据医生的判断，未经证实的干预措施有希望挽救生命、恢复健康或减轻痛苦，那么在征求专家意见、征得患者或合法授权代表知情同意后，可以使用该干预措施。该干预措施应该随后成为研究目标，用以评价其安全性和有效性。在所有情况下，新信息都必须得到记录，并在适当的时候公之于众。

参考文献

［1］ 郝军燕，周鸿艳. 医学伦理学［M］. 北京：中国医药科技出版社，2018.

［2］ 李振良，李红英. 临床医学实践案例伦理解析［M］. 北京：人民卫生出版社.2016.

［3］ 曹永福."柳叶刀"的伦理：临床伦理实践指引［M］. 南京：东南大学出版社.2012.

［4］ 雷鸣选，徐萍凤. 医学伦理学［M］. 北京：科学出版社，2021.

［5］ 翟晓梅，邱仁宗. 生命伦理学导论［M］. 2 版. 北京：清华大学出版社，2020.

［6］ 孙福川，王明旭. 医学伦理学［M］. 北京：人民卫生出版社，2017.

［7］ 杨小丽. 医学伦理学［M］. 北京：科学出版社，2017.

［8］ 奚红，马帮敏. 医学伦理学［M］. 北京：中国中医药出版社，2020.

［9］ 孙慕义. 医学伦理学［M］. 北京：高等教育出版社，2015.

［10］ 赵迎欢. 医药伦理学［M］. 5 版. 北京：中国医药科技出版社，2019.

［11］ 孙慕义. 医学伦理学［M］. 2 版. 北京：高等教育出版社，2012.

［12］ 王彩霞，张金凤. 医学伦理学［M］. 3 版. 北京：人民卫生出版社，2015.

［13］ 孙福川，王明旭. 医学伦理学［M］. 北京：人民卫生出版社，2013.

［14］ 郭楠，刘艳英. 医学伦理学案例教程［M］. 北京：人民军医出版社，2013.

［15］ 冯泽永. 医学伦理学［M］. 北京：科学出版社，2012.

［16］ 秦敬民. 护理伦理与护理法规［M］. 北京：人民卫生出版社，2014.

［17］ 张雪，尹梅. 伦理审查委员会——理论研究及实践探讨［M］. 北京：高等教育出版社，2014.

［18］ 贺争鸣. 实验动物福利与动物实验科学［M］. 北京：科学出版社，2011.

［19］ 杨忠奇. 药物临床试验实践与共识［M］. 北京：中国医药科技出版社，2020.

［20］ 熊宁宁. 伦理委员会制度与操作规程［M］. 北京：科学出版社，2016.

［21］ 罗国杰. 马克思主义伦理学的探索［M］. 北京：中国人民大学出版社，2015.

［22］ 郭楠，刘艳英. 医学伦理学案例教程［M］. 北京：人民军医出版社，2013.